AF295875

# SUR LA TECHNIQUE

## DE LA

# RÉDUCTION DES LUXATIONS CONGÉNITALES

## DE LA HANCHE

## PAR LA MÉTHODE NON SANGLANTE

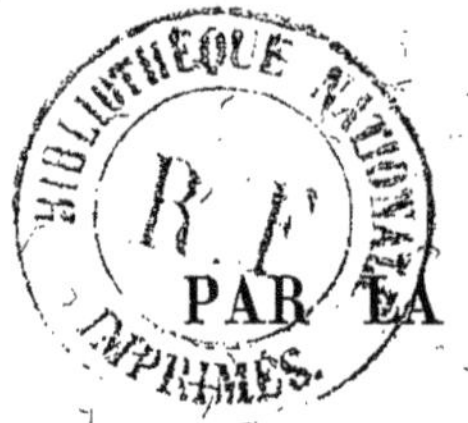

PAR

### Le Docteur Paul-Vital BADIN

DE LA FACULTÉ DE MÉDECINE DE PARIS
ANCIEN EXTERNE DES HOPITAUX DE PARIS
BI-LAURÉAT DE LA FACULTÉ DE MÉDECINE DE TOULOUSE
PRIX GAUSSAIL, MÉDAILLE D'OR
MÉDAILLE D'HONNEUR DES ÉPIDÉMIES

PARIS
HENRY PAULIN ET Cⁱᵉ, Éditeurs
21, RUE HAUTEFEUILLE (6ᵉ)
1908

SUR LA TECHNIQUE

DE LA

# RÉDUCTION DES LUXATIONS CONGÉNITALES

## DE LA HANCHE

### PAR LA MÉTHODE NON SANGLANTE

# SUR LA TECHNIQUE

## DE LA

# RÉDUCTION DES LUXATIONS CONGÉNITALES

## DE LA HANCHE

## PAR LA MÉTHODE NON SANGLANTE

PAR

### Le Docteur Paul Vital BADIN

DE LA FACULTÉ DE MÉDECINE DE PARIS

ANCIEN EXTERNE DES HOPITAUX DE PARIS

BI-LAURÉAT DE LA FACULTÉ DE MÉDECINE DE TOULOUSE

PRIX GAUSSAIL, MÉDAILLE D'OR

MÉDAILLE D'HONNEUR DES ÉPIDÉMIES



**PARIS**

HENRY PAULIN ET Cⁱᵉ, Éditeurs

21, RUE HAUTEFEUILLE (6ᵉ)

1908

# INTRODUCTION

SUR LA TECHNIQUE DE LA RÉDUCTION

DES

# LUXATIONS CONGÉNITALES DE LA HANCHE
## PAR LA MÉTHODE NON SANGLANTE

## INTRODUCTION

La luxation congénitale de la hanche présente une telle fréquence et offre dans son évolution une telle gravité que l'on n'hésite plus aujourd'hui à conseiller le traitement. Nous sommes loin de l'époque où Dupuytren s'excusait de parler de cette affection qu'il considérait comme incurable.

Après en avoir donné la première description complète, il lui refuse toute thérapeutique, en dehors du traitement palliatif par sa ceinture pelvienne, et s'il cite, dit-il, « ce déplacement », c'est uniquement « pour éviter aux gens de l'art de graves erreurs et aux malades des traitements aussi inutiles que rigoureux ». Les appareils orthopédiques de Heine, de Bouvier ressemblaient à celui de Dupuytren et la cure radicale de la luxation congénitale fut pour la première fois mise en

pratique par Humbert et Jacquier : Après extension forcée, ils s'appliquaient à obtenir la réduction dans le
moins de temps possible. Cette méthode de réduction
immédiate fut inévitablement attaquée et Pravaz fut le
premier à lutter efficacement contre les doctrines aussi
néfastes que pessimistes de Dupuytren.

Dans son *Traité théorique et pratique des luxations
congénitales du fémur*, paru en 1847, il considère pour
la première fois le *traitement de la luxation congénitale comme une conséquence directe des données four-
nies par l'anatomie pathologique* et il imagine une technique opératoire dont les principaux temps se retrouvent
encore plus ou moins modifiés dans les méthodes actuelles de réduction. C'était seulement après une longue
période d'extension continue que Pravaz essayait de
réduire la luxation ; pour cela, il plaçait le membre
luxé en abduction, puis pratiquant une forte extension,
il exerçait une pression énergique sur le grand trochanter. La réductioné tait faite, mais non maintenue ; aussi
la reluxation ne tardait pas à se produire. Il recommen-
çait alors, et souvent, ses tentatives et dès que la luxation semblait solidement réduite il cherchait à tarrauder
le cotyle par les mouvements que faisait le membre sur
un chariot spécialement imaginé à cet effet. Une ceinture
pelvienne assurait la fixité de la hanche et ce n'était
qu'après de longs mois, qu'il considérait l'enfant comme
entièrement guéri.

Le grand chirurgien de Lyon avait ouvert la voie à
tous les procédés qui multiplièrent les manœuvres orthopédiques et mécaniques pour obtenir la réduction. Brad-

ford, Wolkmann, Mikulicz eurent comme Pravaz des résultats heureux ; mais ils furent si contestés et leurs succès, sur des sujets véritablement trop âgés, furent tellement mis en doute que durant de longues années, on renonça au traitement radical. La doctrine de Dupuytren eut encore des adeptes.

La première période de la réduction de la luxation congénitale de la hanche avait pris fin et lorsqu'à nouveau l'on voulut traiter cette affection autrement que par des moyens palliatifs, on ne pensa plus qu'à l'intervention sanglante.

Le traitement de la luxation congénitale par la méthode chirurgicale, qui avait été essayée pour la première fois en 1838 par Guérin et qui, après d'infructueux résultats, était tombé dans un discrédit complet, revint en honneur grâce à l'apparition de l'antisepsie. C'est entre les mains d'Hoffa, que l'on voit se réaliser les premières réductions de la luxation congénitale du fémur par le procédé sanglant. Sa nouvelle opération, modifiée plus tard par Lorenz, réunit de nombreux partisans et ne fut pas sans donner d'heureux résultats ; mais la fréquence des ankyloses vicieuses survenant longtemps après l'intervention, les nombreux cas de complications septiques souvent suivis de mort ont fait abandonner par beaucoup de chirurgiens la réduction sanglante de Hoffa-Lorenz.

Aussi à l'heure actuelle, cette grave opération étant réservée à quelques cas spéciaux exceptionnels, tous les auteurs sont d'accord pour donner la priorité à la méthode extemporanée.

Nous devons dire cependant que l'intervention directe a fourni de précieuses indications en apportant des données certaines sur les surfaces articulaires lésées et sur les parties molles rétractées qu'elles a mises à jour. *Aussi d'heureuses acquisitions, au point de vue de la technique, ont-elles été faites parmi les procédés opératoires, pour la réduction non sanglante.*

Pour que celle-ci ait regagné ses droits, il a fallu que la méthode de Pravaz aille se rajeunir en Italie et c'est Paci qui, en 1887, inaugura la troisième période de la cure radicale de la luxation congénitale du fémur : *Période contemporaine, du traitement rationnel extemporané.* Lorenz, renonçant à l'opération chirugicale, vint ensuite et transforma en 1895 la technique du chirurgien italien. Depuis lors, un très grand nombre d'opérateurs ont déformé la méthode primitive et ont apporté des modifications de technique multiples.

Il nous a semblé qu'il serait utile de rapprocher ces différents procédés et de voir ce qu'il y a de bon ou de mauvais dans ces innovations. Pour cela, nous appuyant sur l'expérience de notre maître, M. le D<sup>r</sup> Redard, et sur les nombreux cas que nous lui avons vu opérer, nous croyons devoir préciser certains points de technique encore très discutés et qu'il est indispensable de bien connaître pour tenter une bonne réduction.

Après avoir brièvement rappelé l'anatomie pathologique de la luxation congénitale de la hanche et les symptômes de cette affection, après avoir nettement indiqué les principaux éléments de diagnostic, nous passerons en revue les techniques de réduction non sanglantes proposées jusqu'à ce jour depuis Paci et nous les comparerons dans leur divers temps. Chemin faisant nous exposerons la méthode du D$^r$ Redard, qui, se basant sur les données de l'examen direct et de la radiographie pour se modifier selon les faits anatomiques observés, nous semble le mieux s'approprier aux différentes formes de luxation.

Par sa simplicité, cette technique est d'exécution facile ; dénuée de violence, elle n'amène jamais d'accidents et, par une position correcte du membre, bien maintenue dans les appareils plâtrés, elle donne des résultats éloignés irréprochables autant au point de vue anatomique qu'au point de vue fonctionnel.

Dans un très grand nombre de cas nous avons pu constater une guérison parfaite, quoique rapidement obtenue, et la radiographie nous a montré de véritables réductions stables dans une cavité cotyloïde en partie reconstituée.

# PREMIÈRE PARTIE

## ANATOMIE PATHOLOGIQUE ET SYMPTOMATOLOGIE DES LUXATIONS CONGÉNITALES DE LA HANCHE DANS LEURS RAPPORTS AVEC L'INTERVENTION NON SANGLANTE

# CHAPITRE PREMIER

## ÉTUDE ANATOMO-PATHOLOGIQUE

*L'anatomie de la luxation congénitale de la hanche
au point de vue de la réduction.*

L'étude anatomique de la luxation congénitale de la
hanche a fait de grands progrès tant par les recherches anatomiques faites sur le cadavre, que par les faits
mis en lumière par les interventions sanglantes et la
radiographie ; toutefois l'étude de certains points essen-
tiels reste encore bien incomplète étant donné le peu
de matériaux que cette affection apporte à l'autopsie.

Nous plaçant au point de vue thérapeutique, *nous
n'entrerons dans le détail de l'état anatomopathologique de l'articulation que pour signaler les obstacles à
la réduction non sanglante et indiquer la possibilité de
cette réduction en même temps que d'une reconstitution
à peu près parfaite de l'articulation.* (Modification de
forme du cotyle, de l'extrémité supérieure du fémur et
adaptation réciproque.)

Badin
2

Ce résultat n'est pas toujours obtenu, et pour nous rendre compte des difficultés qui s'y opposent, il est très important d'étudier l'anatomie pathologique de la luxation aux différentes époques de la vie. Des différences très notables existent en effet dans l'état de l'articulation selon que l'on envisage la luxation congénitale chez de jeunes sujets ou chez les sujets âgés. Cela explique suffisamment combien les résultats, obtenus par la réduction non sanglante, sont variables suivant l'âge de l'enfant.

1° **Chez le nouveau-né.** — Les lésions observées ici ne peuvent nous intéresser que parce qu'on les rencontre quelquefois encore au même degré chez les tout jeunes enfants.

La tête fémorale luxée est atrophiée et portée par un col très court ou en pain de sucre ; elle repose sur la partie inférieure de la fosse iliaque ou sur un rebord cotyloïdien à peine ébauché. Ce dernier cas est très fréquent car la luxation du nouveau-né est presque toujours incomplète. Les bords du cotyle sont très peu saillants, surtout dans la partie postéro-supérieure ; mais la cavité est bien développée ; quoique aplatie, elle conserve sa forme, et sa capacité est diminuée parce qu'elle a moins de profondeur.

Sur une pièce du musée Dupuytren (n° 739 B), nous avons trouvé toutes ces lésions dans leur pureté : La tête du côté malade est plus petite que celle du côté opposé ; le cotyle n'a pas perdu sa forme ni sa régularité dans les deux tiers inféro-internes ; mais dans le tiers postérieur il y a un aplatissement du bourrelet. (Cette pièce provient d'un fœtus mort après avoir respiré.)

Chez un sujet très jeune, n'ayant pas encore marché, on pourra parfois trouver une semblable luxation, c'est-à-dire une luxation incomplète avec lésions minimes et l'on conçoit très bien le peu de difficulté que pourra présenter la réduction dans un cas semblable. Le déplacement et les modifications anatomiques étant à leur plus faible degré, les obstacles à l'introduction de la tête sont réduits à leur minimum et le contact des surfaces articulaires est très facile à obtenir dans la première enfance. Par contre *chez ces tout jeunes sujets qui n'ont pas encore marché, le maintien de la réduction est très difficile,* aussi n'intervient-on pas à cet âge ; mais seulement chez des enfants de un an et demi à deux ans.

**2° Chez les sujets jeunes** (de 2 à 10 ans). — L'étude anatomique de l'articulation luxée d'un malade jeune, ayant marché, est certainement la plus intéressante au point de vue thérapeutique puisque c'est alors que le traitement non sanglant est capable de donner les meilleurs résultats.

Les obstacles ne manquent pas ; mais ils sont plus faciles à vaincre que chez l'adolescent et les chances de maintenir le membre réduit sont beaucoup plus grandes que chez le nourrisson.

Nous allons étudier en détail, et en insistant sur les faits qui sont en rapport avec la technique opératoire, l'état du squelette et des parties molles avoisinantes, sur un sujet, de 2 à 10 ans, atteint de luxation congénitale de la hanche.

*a*). — LES SURFACES ARTICULAIRES. — *Le bassin.* — Sur tous les bassins de luxation congénitale que nous avons examinés, nous avons fait les constatations suivantes :

La moitié antérieure de la ceinture pelvienne est atrophiée tandis que la moitié postérieure se trouve épaissie et agrandie ; l'aile iliaque du côté luxé est fortement rejetée en dedans alors que l'ischion est porté en avant et dévié en dehors. Ces faits ont de l'importance au point de vue obstétrical; mais nous intéressent peu pour la thérapeutique. La déformation qui doit nous retenir, c'est l'*orientation anormale de la portion iliaque* du côté de la luxation: au lieu de présenter une convexité antéro-externe, cette portion semble être constituée par deux plans verticaux, l'un regardant en avant, l'autre en dehors, qui se réunissent à angle droit en arrière de la cavité cotyloïde (1).

*Le cotyle.* — Au lieu de regarder en dehors, comme normalement, le cotyle se trouve placé sur le plan antérieur de l'angle dièdre que nous venons de décrire et

---

1. M. Le Damany rapporte cette déformation du bassin à un élargissement du sacrum qui fait basculer les os iliaques en vue d'agrandir le détroit supérieur pour le passage de la tête humaine très volumineuse. Pour cet auteur, la luxation congénitale de la hanche serait un signe « de dégénérescence supérieure », « d'humanisation excessive » résultant de l'adaptation du bassin au passage d'un être dont le développement cérébral va croissant.

regarde en bas  et en avant (sur la pièce 745 B du musée Dupuytren cette orientation est frappante).

A côté de *cette antéro-obliquité*, qui pour Le Damany est, avec l'antéversion de la tête, la principale cause de la luxation, le cotyle présente de multiples altérations : quelles que soient ses lésions, *la cavité osseuse est toujours conservée ; l'emplacement cotyloïdien avec ses bords plus ou moins nets existe toujours à l'âge où doit se faire la réduction* (2 à 7 ans), et même beaucoup plus tard. Ce fait, affirmé par Lorenz, est d'une importance décisive au point de vue du traitement puisqu'il assure aux manœuvres non sanglantes la possibilité de remettre la tête luxée dans une cavité articulaire.

Cette cavité, qui chez les sujets très jeunes garde sa forme, se modifie avec l'âge. D'abord ovale, elle devient plus étroite et s'allonge, ressemblant alors à une cavité glénoïde, mais gardant encore sa forme concentrique, ce qui est tout à fait contre l'hypothèse d'une formation rudimentaire du cotyle affirmée par certains auteurs. Ce n'est que plus tard chez des sujets très âgés que la dépression peut disparaître entièrement et quelquefois être remplacée par une saillie.

Mais d'une façon générale, chez les jeunes sujets, il y a toujours un cotyle.

*Les bords en sont plus ou moins modifiés :* sur le cadran postéro-supérieur , par exemple, la crête osseuse s'aplatit sous la pression exercée à sa face externe par la tête luxée sortie du cotyle en haut et en arrière. Le bord postérieur qui était circulaire devient rectiligne et le bourrelet fibro-cartilagineux, qui le recouvre, est rejeté vers l'extérieur ou bien refoulé vers le centre selon la situation de la tête ; le plus souvent il s'incurve en dedans et modifie complètement la forme de la cavité cotyloïde.

Celle-ci devient peu à peu triangulaire, la base du triangle correspondant à la partie supéro-externe du trou obturateur et le sommet se dirigeant en haut et en arrière. La disposition inverse existe aussi dans certain cas.

D'autrefois l'acétabulum prend la forme d'une oreille, la conque étant représentée par le centre du cotyle et le pavillon par le bourrelet fibro-cartilagineux étalé et aplati en arrière. Cette déformation est assez fréquente ; mais plus souvent la crête mousse, que forment à la limite postéro-supérieure du cotyle le limbe et le bourrelet fibro-cartilagineux refoulés, est plutôt assez saillante. Elle ne peut gêner, dit Lorenz, la réduction non sanglante ; bien au contraire, elle doit aider pour le maintien de la tête en bonne position si elle est suffisamment développée.

Dans sa partie supérieure les déformations du cotyle ne sont pas moins importantes, et deviennent souvent une cause d'échecs au cours des manœuvres réductrices.

Normalement le bord supérieur surplombe la cavité, formant un toit au cotyle ; sur les bassins de luxation congénitale, ce toit cotyloïdien n'existe pas, il est remplacé par une surface osseuse, dirigée en pente oblique de dedans en dehors, et de bas en haut. Cette particularité, pour la première fois bien décrite par notre maître

Redard dans son *Atlas de radiographie* (1), est très défavorable, car elle facilite la reluxation; une fois la réduction obtenue, la tête réduite s'échappe à nouveau du cotyle par ce point faible si l'on n'accentue pas l'abduction.

La loge triangulaire dont nous venons d'étudier les limites est parfois assez grande ; mais le plus souvent de capacité bien inférieure à la cavité cotyloïde normale. Cette différence provient beaucoup moins de la déformation de la cavité que de la *diminution de sa profondeur*. Elle est en effet plus ou moins comblée; non, comme on l'a pensé longtemps, par le ligament rond presque toujours absent, mais par l'incurvation du fibrocartilage vers le centre de la loge et surtout par l'hypertrophie du périoste et du cartilage d'encroûtement qui devient périostique.

Ces hyperplasies élèvent le fond du cotyle qui paraît irrégulier et, chez des sujets âgés, peut présenter des *aspérités* et de *véritables exostoses*, la cavité se transforme ainsi en surface plane et quelquefois saillante. Le cartilage d'encroûtement hyperplasié est le véritable obstacle à l'introduction de la tête car les exostoses sont assez rares et il faut bien se garder, dit Lorenz, de prendre pour une exostose la crête mousse postérieure dont nous avons parlé, et qui, dans les luxations incomplètes, où la tête reste sur le bord postérieur du cotyle, sépare la partie utilisée de l'acétabulum de la cavité cotyloïde primitive ou non utilisée.

1. P. Redard et F. Laran. *Atlas de Radiographie* 1900. (Masson, éd.).

Lors donc, le plus souvent, la loge articulaire est unie, à bords plus ou moins nets, et elle présente une concavité qui est en rapport inverse avec l'épaississement du fond.

*Par la radiographie* on constate bien cet aplatissement : le cartilage en Y, qui sur le cliché radiographique apparaît comme un ⋌ transparent couché horizontalement, présente dans la luxation congénitale de la hanche l'une de ses branches paires, la supérieure, beaucoup plus redressée sur la branche impaire et beaucoup moins concave que normalement. Cette branche supérieure vient se continuer avec l'aile iliaque ; mais l'angle qu'elle fait avec cette portion osseuse est beaucoup moins vif que sur un os coxal sain. Ces faits indiquent nettement l'absence du toit cotyloïdien et montrent bien la possibilité d'une reluxation en ce point.

La longueur de la branche impaire de l'⋌ est toujours augmentée dans la luxation congénitale, elle mesure proportionnellement l'épaississement du fond cotyloïdien et nous renseigne ainsi sur la profondeur de la cavité déshabitée.

En résumé, sachant que l'emplacement cotyloïde existe, qu'il y a toujours un cotyle chez les jeunes sujets, cotyle rudimentaire il est vrai, mais qui subira des modifications ultérieures, on peut dire que *la réduction aura d'autant plus de succès que la cavité sera peu déformée et moins comblée.* Dans ces conditions qui se trouvent souvent réalisées chez les sujets de deux à dix ans, tout laisse espérer que l'on pourra maintenir à la place normale, où on l'aura remise, la tête fémorale luxée.

*L'extrémité supérieure du fémur.* — De ce côté les malformations que l'on observe doivent retenir notre attention car elles peuvent être des obstacles très importants à la réduction non sanglante.

L'anomalie la plus frappante est l'atrophie générale de toute l'extrémité supérieure de l'os qui, avec l'âge devient excessivement grêle et peut même chez l'adulte disparaître complètement. L'absence congénitale de la tête et du col, que certains auteurs ont signalée, est un fait des plus rares car dans les premières années de la vie on trouve toujours une tête fémorale.

Elle est petite, mais souvent trop grande pour le cotyle correspondant. La déformation tient à sa nouvelle situation et résulte des pressions anormales qui s'exercent sur elle. Une fois luxée, la tête se fixe en un point de la face externe de l'aile iliaque entre le rebord postérieur de la cavité qu'elle a quittée et la grande échancrure sciatique. Appuyée sur l'os iliaque, elle se déforme à son contact et s'aplatit différemment selon sa position et son orientation ; en effet lorsque la tête est en antéversion et tend à se placer dans le plan sagittal, l'aplatissement se produit au niveau de sa portion postéro-interne qui seule est en contact avec le bassin ; au contraire si la tête reste dans le plan frontal, la déformation siège sur la portion inféro-interne qui s'aplatit sur l'os iliaque.

La tête se déforme encore dans les points où elle est en contact avec la capsule distendue, c'est-à-dire au niveau de sa surface supéro-externe, et dans les cas où l'antéversion est très marquée, surtout au niveau de la portion antéro-externe. Ces déformations, causées par la pression capsulaire, sont toujours moins intenses que celles occasionnées par le contact anormal de la tête et du bassin.

Ces dernières, en général peu apparentes en avant, le sont beaucoup plus lorsqu'on regarde à vol d'oiseau : la portion déformée est remplacée par une surface plane et cet aplatissement peut être tel que la tête fémorale prend la forme d'un « tampon de wagon » selon l'expression de Lorenz ; elle s'étale autour du col et le rebord en crête, qui la limite, peut gêner beaucoup son introduction dans le cotyle au moment de la réduction. Au contraire, quand les pressions de l'ilion d'une part, et celles de la capsule d'autre part, amènent un aplatissement dans le sens sagittal, la tête est facilement réduite si on la place en rotation interne.

A côté de sa petitesse et de ses déformations, le fait le plus important à signaler sur l'extrémité supérieure du fémur, c'est son *antéversion* :

Au lieu d'être dirigée en arrière et en dedans comme sur un fémur sain, la tête se trouve reportée en avant et fort peu en orientation interne. Le col étant la cause de ces changements de direction, nous allons en étudier les modifications.

Il est plus ou moins long ; mais parfois tellement petit qu'il ressemble à un col huméral. Cette brièveté est un sérieux obstacle à la rétention du membre réduit. Implanté sur la diaphyse sous un angle plus fermé que normalement, le col donne au fémur un degré de coxavara très variable ; quelquefois il fait avec le corps de l'os un angle droit et l'extrémité supérieure du fémur ressemble à une poignée de canne ; plus souvent l'angle est aigu et dans les cas de varus très prononcé on peut croire à un refoulement de la tête en bas.

La déviation en valgus a été observée, elle augmente beaucoup la difficulté de la réduction parce qu'elle éloigne la tête du cotyle et allonge le trajet à parcourir.

L'implantation du col fémoral sur la face antérieure de la diaphyse est plus fréquente qu'on ne le croyait, et cette antéversion est encore accentuée par une torsion en dehors du tiers supérieur de l'os. Elle est, d'après Le Damany, la principale cause de la luxation congénitale ; cette opinion semble fondée car c'est à l'antéversion que l'on doit le plus de reluxations après les manœuvres réductrices : plaçant obliquement la tête fémorale elle tend à lui faire quitter le cotyle si par l'abduction et une rotation appropriée on ne corrige pas cette orientation défectueuse.

Il faut se garder de prendre un aplatissement de la tête pour un fort degré d'antéversion du col, l'examen radiographique permet toujours de faire ce diagnostic.

*En radiographie*, la tête fémorale dans une articulation saine apparaît comme un point situé exactement au-dessus du col, dans la luxation congénitale de la hanche elle paraît rejetée en dehors et remontée par rapport au centre du cotyle.

L'axe épiphysaire coïncide plus ou moins avec l'axe diaphysaire alors que normalement il fait avec ce dernier un angle bien accusé. Ce redressement mesure l'antéversion du col : *Plus l'angle épiphyso-diaphysaire est absent, plus l'antéversion est grande* et plus cet obstacle au maintien de la réduction est à redouter.

L'efficacité des manœuvres réductrices est encore en rapport inverse avec la distance qui sépare la tête du cotyle sur l'épreuve radiographique : la réduction est d'autant plus facile que le chemin à parcourir est moins long.

*b).* — L'APPAREIL LIGAMENTEUX ET LES MUSCLES. — *La capsule.* — La capsule d'une articulation coxofémorale saine enveloppe la jointure de telle façon qu'à travers son épaisseur il est impossible de reconnaître la forme des surfaces articulaires. Au contraire, dans la luxation congénitale elle laisse voir nettement les contours de l'extrémité supérieure du fémur qu'elle embrasse intimement, lui constituant un véritable *cotyle fibreux.*

Les adhérences de cette coiffe capsulaire avec le périoste et les muscles avoisinants ne sont pas rares et l'on comprend qu'elles opposent une résistance, quelquefois considérable, à la descente de la tête au cours de la réduction.

Dans son ensemble, la capsule change d'aspect, le manchon normal se déforme sous l'effet de la distension que lui fait subir le déplacement de la tête en arrière et en haut. Comme l'a signalé le premier, Pravaz, *la capsule prend la forme d'une bourse, de ces bourses anciennes à deux poches séparées par un coulant.* Le bissac capsulaire, dirigé obliquement en haut et en arrière, est à cheval sur l'angle dièdre osseux que nous avons décrit à la face externe du bassin de luxation congénitale (voir page 18). Il comprend deux portions renflées et un isthme.

*La portion inférieure* se trouve en rapport avec le cotyle; prenant naissance sur le bord antéro-inférieur de la cavité, elle passe comme un voile au-devant d'elle et forme avec le fond de cette dernière une poche étroite qui contient du tissu adipeux proliféré et le ligament rond quand il existe encore. Cette tente capsulaire ferme donc l'acétabulum et gêne considérablement la rentrée de la tête au cours de la réduction surtout lorsque le fond du cotyle est très surélevé. Le voile est alors très tendu, contracte des adhérences avec le rebord cotyloïdien et l'espace libre, réduit à un canal très étroit, peut quelquefois disparaître entièrement.

*La partie supérieure du bissac* est constituée par la coiffe capsulaire qui se moule sur les surfaces articulaires du fémur; elle devient un obstacle sérieux à la réduction lorsque, très épaissie, elle contracte des adhérences avec l'os et retient la tête dans une position anormale.

*Mais, le véritable obstacle capsulaire et le plus à redouter, c'est l'étranglement de la capsule, l'isthme* qui sépare les deux poches que nous venons d'étudier.

C'est lui qui arrête la progression de la tête vers le cotyle au cours de la réduction; il est d'autant plus à craindre qu'il est plus retréci et parfois, pour que la tête puisse le franchir, il faut avoir recours à des manœuvres toutes spéciales. Cet isthme est situé à la hauteur du bord postéro-supérieur du cotyle et résulte de la distension capsulaire et de l'altération des ligaments.

*Les ligaments.* — Le muscle psoas iliaque, dont l'insertion fémorale est très reportée en arrière par le déplacement du petit trochanter, finit par embrasser le tube capsulaire comme avec une corde et sa pression le comprime peu à peu sur le bassin.

*Le faisceau vertical du ligament ilio-fémoral*, ou de Bertin, passse au-devant de la capsule distendu et comme il est très raccourci il contribue à former par sa tension l'étranglement capsulaire.

*Le ligament pubo-fémoral* s'allonge, sa direction n'est plus oblique en bas comme à l'état normal, mais oblique en haut.

*L'ischio-fémoral* dirigé d'abord en haut se porte ensuite horizontalement.

Ces deux derniers ligaments sont très développés, ils s'accolent au-dessous de la tête fémorale remontée et constituent un renforcement considérable de la capsule à sa partie inférieure. Dans le traitement non sanglant ils retiennent la tête et l'empêchent de descendre tandis qu'à la partie antérieure le ligament de Bertin embrasse la capsule et resserre l'isthme au moment où l'on tire sur le fémur.

La fente qui existe toujours, car l'isthme est toujours perméable, se rétrécit alors et gêne la progression de la tête vers le cotyle.

D'après Lange les modifications ligamenteuses sont différentes selon le degré de la luxation et c'est de ces constatations anatomiques qu'il a tiré ses différents procédés de réduction. Quand la tête est seulement luxée en haut, les ligaments inférieurs et postérieurs restent indemnes et c'est la partie supérieure et antérieure de l'appareil ligamenteux qui s'allonge. Dans la luxation en haut et en arrière le ligament postérieur ne se modifie pas, mais l'inférieur se distend et les ligaments antérieur et supérieur sont encore plus allongés que dans la variété précédente. Au contraire dans la luxation iliaque c'est la capsule antérieure qui reste à peu près normale tandis que la capsule postérieure se trouve très distendue.

Ces modifications ligamenteuses, quel que soit leur siège sont toujours un obstacle important à la réduction car elles peuvent retenir la tête, gèner les mouvements nécessaires pour obtenir sa progression et son introduction dans le cotyle, enfin la rétraction ligamenteuse peut causer souvent le déplacement ultérieur de la tète et provoquer des reluxations.

Par contre un résultat tout différent peut être obtenu et l'action des ligaments rétractés est souvent utilisée, durant la période d'immobilisation pour assurer dans certaines positions le maintien de la tète.

*Le ligament rond*, qui existe dans les premières années, très allongé et hypertrophié, disparaît de bonne heure et à l'âge de 4 ans, on ne le rencontre plus que rarement.

Il est des cas cependant où on l'a retrouvé très bien développé à un âge beaucoup plus avancé et cela plutòt dans les luxations simples que dans les luxations bilatérales.

La disparition du ligament rond se fait par usure sur le

bord postérieur du cotyle au-dessus duquel il est tendu.

Ceci nous explique comment, dans la luxation double, presque toujours iliaque, sa torsion et son écrasement étant plus intenses, sa disparition est plus précoce.

L'absence de ligament rond est la règle générale à l'âge de la réduction, ce n'est pas lui qui remplit la cavité déshabitée et il n'est pas, comme certains auteurs l'ont prétendu, un obstacle fréquent à la réduction. *De l'appareil ligamenteux, c'est en somme le ligament de Bertin qui est le plus à redouter*, il tend la capsule, la resserre et constitue cet isthme que la tète a souvent beaucoup de peine à franchir.

Aussi ce ligament doit-il être considéré comme le principal obstacle aux manœuvres réductrices, l'hypertrophie de la capsule et de la zone orbiculaire l'aidant beaucoup dans la rétention de la tète.

*Les muscles.* — Les modifications pathologiques de l'appareil musculaire sont réglées par le déplacement de l'extrémité supérieure du fémur luxé, déplacement qui change les rapports des points d'insertion de tous les muscles allant du bassin au fémur.

Ceux qui sont parallèles à l'axe de cet os, *pelvi-cruraux antérieurs* (couturier, tenseur du fascia lata, droit antérieur, droit interne) *et les pelvi-cruraux ischiatiques* (demi membraneux, demi tendineux, biceps) *sont raccourcis d'une longueur égale au déplacement*. La rétraction de ces groupes musculaires était considérée, avec juste raison, par Paci comme un des principaux obstacles à la réduction ; les pelvi-cruraux postérieurs sont, en effet, des agents de reluxation tant qu'on ne les a pas assouplis et étirés par des mouvements appropriés de flexion et d'extension de la jambe sur la cuisse une fois la réduction obtenue. Cette technique, indiquée par Paci et Lorenz et toujours appliquée par le D$^r$ Redard, est indispensable pour maintenir la tête réduite car la rétraction des pelvi-cruraux a toujours tendance à la faire remonter hors du cotyle.

*Les adducteurs* qui constituent le groupe important des pelvi-fémoraux sont dirigés obliquement sur l'axe fémoral. Par le déplacement du fémur luxé leur incidence est modifiée et leur direction devenue presque horizontale augmente de beaucoup leur action adductrice. Ils gênent et empêchent l'abduction qui est toujours nécessaire pour ramener la tête à sa place normale. En outre quelques fibres du grand et du moyen adducteur sont parallèles au fémur et subissent un raccourcissement assez marqué, elles peuvent donc avec les pelvi-cruraux s'opposer à la descente de la tête au cours des manœuvres de réduction.

*Les pelvi-trochantériens* contrairement à l'opinion de Hoffa, sont allongés et ne sauraient empêcher l'abaissement de la tête. *Ils ne peuvent*, dit Lorenz, *sous aucun prétexte faire obstacle à la réduction.* En effet, étant perpendiculaires à l'axe fémoral ils sont allongés par le déplacement du grand trochanter en dehors et en haut.

C'est ainsi que les obturateurs, les jumeaux, le carré crural et le psoas augmentent de longueur ; il en est de même pour les fessiers, excepté pour quelques faisceaux du moyen fessier et la portion superficielle du grand

Badin

3

qui sont un peu raccourcis. C'est bien inutilement que Hoffa sacrifiait ce groupe musculaire au cours de son opération sanglante, il n'est jamais rétracté et c'est seulement la direction anormale des fibres qui peut en modifier l'action. L'ascension en arrière de la tête fémorale, dirigeant, en effet, le moyen et le petit fessier dans un sens antéro-postérieur, fait de ces muscles des rotateurs internes de la cuisse alors que normalement ils sont des abducteurs de la hanche. Ce fait est pour beaucoup dans la démarche des enfants atteints de luxation congénitale (Treudelenbourg. Voir page 46).

Considéré en bloc *l'appareil musculaire est l'obstacle le plus important après l'obstacle capsulaire;* mais ainsi que les ligaments, les muscles prennent par la suite une part active au maintien de la réduction.

Le trousseau musculaire, tout entier, présente une atrophie notable qui résulte non pas d'une dégénérescence des fibres mais d'une diminution de leur nombre.

*Les vaisseaux et les nerfs.* — Les gros vaisseaux et les nerfs dont le trajet est parallèle à l'axe du fémur sont, tout comme les muscles, raccourcis d'une certaine longueur. Grâce à leur élasticité les vaisseaux s'accommodent aux tractions nécessitées par la réduction ; toutefois il est des cas où l'on a observé des ruptures vasculaires au cours de manœuvres de force. Quant aux nerfs ils sont fatalement lésés si on leur fait subir un allongement trop brusque, les cas de paralysie par distension du sciatique sont très fréquents.

*Résumé.* — De cette étude des lésions habituelles,

observées dans la luxation congénitale de la hanche chez un enfant de 2 à 10 ans, nous retiendrons au point de vue du traitement radical par la méthode non sanglante les faits suivants :

1) **Au sujet du bassin.** — *L'obliquité de sa face latérale externe* :

*La présence toujours constatée d'un cotyle.*

*Le peu de profondeur de cette cavité et l'absence du toit.*

Toutes ces modifications, auxquelles vient s'ajouter une orientation anormale, *l'antéro-obliquité,* empêchent plus ou moins la surface articulaire du bassin de recevoir convenablement la tête fémorale et gênent d'autant la réduction et son maintien.

2) **Au sujet du fémur :**

*L'antéversion du col,* sa position en varus qui augmentent le chemin à parcourir pour amener la tête près du cotyle et *les déformations de la tête* qui créent souvent des difficultés pour l'intromission de l'une dans l'autre.

3) **Au sujet de la capsule :**

*Son voile inférieur,* qui peut fermer complètement la cavité acétabulaire en passant sur elle comme un volet et rendre ainsi la réduction très difficile.

*Sa coiffe supérieure,* qui par ses adhérences avec l'extrémité supérieure du fémur fixe la tête et la retient dans sa position anormale.

Enfin et surtout *son isthme,* qui arrête la descente de la tête au cours des manœuvres réductrices. On abaisse bien un peu cette dernière, mais elle vient buter contre le rétrécissement en sablier de la capsule et ne peut pénétrer dans la poche acétabulaire si le ligament de Bertin est par trop rétracté.

4) **Au sùjet des muscles :**

*L'obstacle siège surtout au niveau des pelvi-cruraux et des pelvi-fémoraux.* Rétractés, ils maintiennent la tête luxée et résistent à la réduction. Tant que l'on n'a pas vaincu leur rétraction la tête ne peut être remise à sa place normale et si on l'y ramène il est impossible de l'y maintenir.

(La différence signalée entre les actions qui allongent et celles qui raccourcissent les muscles dans la luxation sus-cotyloïdienne et dans la luxation iliaque n'est pas si grande, dit Lorenz, pour pouvoir influencer notablement la technique de la réduction.)

En somme: *chez les jeunes enfants la résistance à la réduction est grande mais peut être vaincue ; les obstacles sont d'autant plus à redouter qu'ils sont d'origine musculaire et surtout capsulaire.*

3° **Chez les sujets âgés** (de 10 ans et au-dessus). — Toutes les lésions que nous avons observées chez les sujets jeunes atteignent ici leur maximum et deviennent des obstacles souvent insurmontables pour la réduction non sanglante.

La grande difficulté, que l'on a pour réduire une luxation chez un enfant de 10 ans et au-dessus, fut la cause de tous les mécomptes de Pravaz et de ses imitateurs qui intervenaient toujours sur des sujets trop âgés (13, 14, 16, 18 ans).

Sur toutes les pièces provenant d'adultes, que nous avons examinées au musée Dupuytren, nous avons constaté des *déformations extrêmes*.

La tête fémorale est réduite à l'état de moignon friable, il est des cas où elle disparaît complètement (sur la pièce n° 741 le col et la tête du fémur sont absents).

La cavité cotyloïde perd de plus en plus avec l'âge sa forme et surtout sa profondeur. Les masses fibreuses qui la comblent finissent par s'ossifier et le fond du cotyle se surélève à un tel point que la dégression normale se trouve remplacée par une saillie. Sur le bassin n° 742 qui présente une luxation double, nous avons trouvé la place de la cavité cotyloïde occupée des deux côtés par une éminence osseuse de la grosseur d'une petite noisette, seule une simple fissure indique au-dessus la trace de l'ancien cotyle.

Cette déformation est exceptionnelle, mais l'augmentation du varus et l'accroissement de l'antéversion sont la règle.

Du côté de la capsule, les lésions sont telles que chez un sujet âgé la réduction peut être impossible du fait de ses altérations. Le bissac capsulaire contracte des adhérences sur le fémur et sur les muscles avoisinants, l'isthme se retrécit de plus en plus et le tissu fibreux épaissi et hypertrophié finit par s'ossifier, constituant alors à la tête luxée un véritable *néocotyle fibro-osseux* d'où l'on ne peut la faire sortir.

Enfin, *les muscles atrophiés se rétractent à l'extrême* et opposent une telle résistance à la descente de la tête qu'il est impossible de les vaincre. Cette rétention de la tête fémorale en position anormale d'une part par la capsule, de l'autre par les pelvi-cruraux et les pelvi-fémoraux devient un obstacle insurmontable chez les sujets âgés ; d'ailleurs les déformations excessives de la tête et la disparition plus ou moins complète de la cavité cotyloïde s'opposent à une coaptation vraie des surfaces articulaires et au maintien d'une réduction.

*Aussi, a-t-on complètement abandonné le traitement radical non sanglant de la luxation congénitale chez les enfants âgés de plus de 10 ans.*

4° **Les variétés et l'évolution.** — Selon le degré de déplacement de la tête fémorale et le sens de ce déplacement on observe différentes formes de luxations congénitales de la hanche.

Nous distinguerons quatre types :

Dans le premier type la luxation se fait en haut, c'est la *Luxation sus-cotyloïdienne* que l'on rencontre chez les nouveau-nés et qui, d'après les observations de Lange serait celle de tous les enfants au-dessous de 3 ans.

Le deuxième type présente en outre de l'ascension fémorale une antéversion très marquée de la tête, la luxation s'est faite en haut et en dehors du cotyle. Hoffa a observé ce type surtout chez les sujets de 1 à 2 ans.

Sous l'influence de la marche, qui donne au membre le poids du corps à supporter, se constitue le troisième type ; la tête glisse en haut et en arrière. Les luxations les plus fréquentes, celles que l'on rencontre chez les enfants de 3 à 6 ans, appartiennent à ce type, on les appelle *luxations postéro-supérieures.* Pour Lange, elles seraient sus–cotyloïdiennes quand le membre est en extension et deviendraient iliaques quand il passe en flexion.

La *position iliaque* répond au quatrième type, la tête placée sur l'ilion se trouve tout près de la grande échancrure sciatique. Cette forme se rencontre sur les sujets déjà âgés et ce n'est qu'exceptionnellement, la luxation double mise à part, que l'on a pu en observer à l'âge où doit se faire la réduction.

A côté de ces types bien définis (luxation sus-coty-loïdienne, luxation postéro-supérieure, luxation iliaque), il existe toute une série de variétés qui ne sont que des *formes transitoires amenées par la contraction mus-culaire, la station debout, la marche.*

Quant à la luxation, dite intra-cotyloïdienne, nous la considérons plutôt comme une subluxation qui précède la luxation complète : la tête reposant sur le rebord cotyloïdien est prête à quitter la cavité et à se mettre en rapport avec l'aile iliaque, sur laquelle elle prend une des positions que nous avons décrites plus haut.

Les rapports immédiats de la tête et de l'os coxal sont variables. Le plus souvent, la tête, logée dans la cavité fibreuse formée par la capsule, ne s'appuie qu'im-parfaitement sur l'ilion ; au contraire le contact peut être complet et la luxation est dite alors appuyée.

Dans ce cas l'on peut observer de vraies *néarthroses;* d'après Delanglade, leur formation se fait selon deux modes bien différents : la capsule s'ossifie et forme un dôme osseux en concordance avec la tête ; ou bien la capsule se perfore et le néocotyle se creuse sur l'aile iliaque.

Ce dernier processus est de beaucoup le plus fréquent et sur plusieurs pièces du musée Dupuytren nous avons retrouvé des néoformations semblables. La nouvelle surface articulaire est tantôt plate et large, en forme d'oreille, comme sur le bassin n° 746, tantôt petite et concave, constituant l'ébauche d'un vrai cotyle comme sur la pièce n° 743.

L'existence de ces néarthroses ne peut être observée qu'à une époque relativement tardive de la vie ; elles se manifestent par une sorte de guérison spontanée, mais toujours incomplète. A l'âge où se fait actuellement la réduction, le néocotyle est encore fibreux et tous les obstacles peuvent être surmontés.

Ils sont plus difficiles à vaincre dans les luxations iliaques que dans les suscotyloïdiennes puisque le déplacement est plus grand dans les premières et qu'il y aura plus à faire pour ramener la tête dans la cavité dont elle s'est éloignée ; mais en réalité c'est surtout avec l'âge qu'augmentent les difficultés et nous pouvons dire ce que disait déjà Pravaz en 1847 : « *L'anatomie pathologique montre qu'à une époque peu éloignée de la naissance, le rapport harmonique entre les deux surfaces articulaires n'est point tel qu'on ne puisse espérer l'intromission de l'une dans l'autre* (1). »

---

1. Cf. Pravaz : *Traité des luxations congénitales du fémur*, 1847 (page 40).

5° **Possibilité d'une reconstitution articulaire**. — Le contact intime des surfaces articulaires est obtenu par les manœuvres réductrices ; mais les lésions permettent-elles de reconstituer une articulation normale ? *Le retour à l'intégrité existe*, et les nombreuses radiographies ainsi que les très rares autopsies, faites après la réduction, nous montrent le processus de cette reconstitution.

Nous n'entrerons pas ici dans les longues considérations qui ont été faites pour en discuter la possibilité ; mais nous croyons utile, au point de vue du traitement, de rappeler brièvement ce processus. En nous assurant d'une réduction vraie, il nous fait rechercher le meilleur procédé à employer pour l'obtenir.

La luxation une fois réduite, le fémur immobilisé, la tête se trouve maintenue sur la dépression cotyloïdienne

Le contact réciproque de la tête et du cotyle réhabité amène une *adaptation intime entre le contenant et le contenu*, l'un se moule sur l'autre et le cartilage néoformé se modèle exactement sur la tête.

A côté de ces modifications osseuses et fibrocartilagineuses bien mises en lumière par les épreuves radiographiques et les examens anatomiques de Paci, Nové Josserand et Petit, il faut signaler *l'adaptation de la capsule aux conditions nouvelles*. Ses faisceaux supérieurs sont détendus par l'abduction du membre et peu à peu se rétractent ; par contre les postérieurs et les inférieurs se trouvent distendus et au cours de l'immobilisation finissent par s'allonger. La capsule reprend peu à peu sa forme normale et, d'après Lange, ce serait la seule modification anatomique que puisse obtenir le traitement non sanglant.

En réalité, tous les éléments de l'ancienne articulation participent à sa reconstitution, il se passe comme une sorte *d'adaptation fonctionnelle :* le fémur et le cotyle, retrouvant par la réduction, leur situation anatomique primitive et par le traitement consécutif, leur fonction normale, s'adaptent aux conditions anatomiques et physiologiques tout comme dans une articulation coxofémorale en formation.

Le travail morphogénitique tend à refaire une jointure normale que les ligaments et surtout les muscles contiennent ; ils rendent stable la réduction et *dans les cas très favorables il y a « restitutio ad integrum » tant au point de vue anatomique qu'au point de vue fonctionnel.*

C'est pourquoi si nous avons longuement insisté sur les obstacles à la réduction non sanglante, ce n'était point pour émettre des doutes sur les résultats de ce traitement ; mais uniquement dans le but de bien préciser les faits anatomo-pathologiques capables d'en régler ou d'en modifier la technique.

Il nous reste à envisager comment ces faits anatomiques se manifestent aux yeux du clinicien.

# CHAPITRE II

## ÉTUDE CLINIQUE SOMMAIRE

*Au point de vue de la réduction.*


### A). — Symptômes.

Nous allons considérer maintenant comment la luxation congénitale de la hanche se présente en clinique.

Pour cela nous étudierons d'abord la symptomatologie de la luxation unilatérale chez un sujet qui n'a pas encore marché, puis chez un enfant déjà habitué à la marche.

**1° Chez un nouveau-né ou chez un enfant qui n'a pas marché,** l'attention des parents ou du médecin est seulement mise en éveil par les antécédents et l'existence d'une luxation congénitale chez un enfant de la même famille.

En examinant les membres inférieurs du petit sujet, on peut constater sur la cuisse luxée une *ascension du pli inguinal, du pli des adducteurs et d'un troisième pli, situé au-dessus du genou,* qui existe toujours chez l'enfant qui ne marche pas encore. Ces plis, qui se rencontrent au même niveau sur la ligne médiane, quand on rapproche les deux membres d'un sujet sain, présentent une asymétrie évidente lorsqu'il y a une luxation unilatérale. Ce signe est dans le tout jeune âge le seul symptôme bien apparent de l'affection. En effet, l'ascension du trochanter, si elle existe, est bien difficile à apprécier et la palpation, gênée par les mouvements de l'enfant, ne peut constater d'une manière précise l'absence de la tête du fémur de sa place normale.

L'aspect clinique d'un sujet plus âgé et qui a déjà marché est beaucoup plus net et plus intéressant pour nous, puisque c'est surtout à ce moment que l'on doit conseiller la réduction.

2° **Sur un enfant, qui marche,** et qui est porteur d'une luxation unilatérale postéro-supérieure sans rétraction musculaire, on peut tout d'abord recueillir les renseignements suivants :

Le petit malade a marché tard, vers 15 à 16 mois, alors qu'un sujet normal doit commencer à marcher convenablement à l'âge de 1 an. *Il marche mal,* nous dit sa mère, et malgré cela ne ressent aucune douleur ; il se fatigue vite et s'il veut courir, il tombe souvent. La diminution de volume du membre et quelquefois aussi le raccourcissement ont attiré l'attention de l'entourage.

Si, après cet interrogatoire, nous examinons attentivement l'enfant, placé debout et dans l'immobilité, nous sommes frappés par *l'atrophie* d'un de ses membres inférieurs et par le peu de développement que présente la moitié du corps du même côté. La gauche, par exemple, si nous supposons que la luxation intéresse la hanche gauche.

De face l'épine iliaque antéro-supérieure gauche nous paraît abaissée et portée en avant ; *le grand trochanter est très saillant* et se trouve porté en arrière. Le pli inguinal est allongé, étroit et profond, sa direction est plus horizontale qu'à droite ; le pli des adducteurs, peu indiqué sur la cuisse saine, est au contraire très marqué du côté luxé. Le membre malade est *en adduction et en rotation interne ;* cette dernière résultant de l'action acquise par les fessiers dans leur changement de direction et aussi de l'antéversion du col. La rotation externe, que présente souvent le genou, porte le pied en dehors et peut atténuer la rotation en dedans de la cuisse.

Vu de côté l'enfant présente un abdomen très saillant et de *l'ensellure lombaire ;* la région trochantérienne est bombée et la fesse fait une saillie souvent très marquée.

De dos on voit la région fessière élargie et limitée en bas par un pli fessier plus élevé et moins net que du côté sain. Le rachis peut être dévié par inclinaison du corps vers ce même côté et présenter alors une scoliose à convexité regardant la luxation.

Si l'on étend le petit malade, le fémur luxé se place obliquement, dirigé en bas et en dehors, tandis que la jambe et le pied se portent en dedans. Tous les mouvements, que l'on peut faire exécuter au membre, ont leur amplitude normale augmentée, à l'exception des mouvements d'abduction qui se trouvent très limités.

Le triangle de Scarpa est déprimé et par la palpation *il est impossible, même en rotation externe, de trouver la tête fémorale à sa place normale,* un peu au-dessus du pli de l'aine.

Pour se rendre compte de sa situation il faut pratiquer les manœuvres suivantes : on saisit de la main droite l'articulation de la hanche luxée (dans le cas considéré, la hanche gauche) de telle sorte que le pouce fixe l'épine iliaque antéro-supérieure et que les quatre autres doigts embrassent la région trochantérienne. De la main gauche on prend le genou par-dessous et en arrière, le pouce placé au côté interne du genou et les autres doigts au côté externe de la cuisse. Alors, portant et dirigeant la cuisse de l'enfant, on fléchit légèrement le fémur et on le tire aussitôt fortement. Si la main droite sent que la région trochantérienne se déplace en bas ou en haut dans ce mouvement, c'est que la tête est mobile et n'est pas dans le cotyle.

Ce procédé est le meilleur pour reconnaître la mobilité de la tête fémorale, c'est-à-dire l'un des signes les plus importants de la luxation congénitale de la hanche.

Par une palpation délicate, faite en arrière du grand trochanter, on peut, du reste, retrouver cette tête luxée ; on la sent qui accompagne tous les mouvements imprimés au membre et quelquefois on peut se rendre compte de sa forme et de l'état du col.

Par une traction douce, l'on arrive souvent à la faire descendre, c'est ce que l'on appelle : *le glissement vertical passif.*

Si l'on repère l'épine iliaque antéro-supérieure, l'ischion et la saillie du grand trochanter du côté gauche, on constate, la cuisse une fois portée en flexion, que la pointe du trochanter, normalement placée sur la ligne de Roser-Nélaton, dépasse cette ligne de 1 à 3 centimètres.

De plus si l'on mesure la distance qui sépare les épines iliaques antérieures et supérieures des malléoles externes, on remarque que cette distance est moins grande à gauche qu'à droite.

Ces faits indiquent nettement un *raccourcissement du membre luxé*. (Le déplacement du trochanter sur la ligne de Roser mesure le déplacement antéro-postérieur du fémur et l'ascension de la malléole externe son déplacement en hauteur.)

Enfin, quand nous faisons marcher l'enfant, nous observons une *claudication tout à fait caractéristique* qui nous met sur la voie du diagnostic :

Le membre malade, après avoir décrit un arc de cercle, ramène le pied en avant et semble s'enfoncer dans le flanc, même après que le pied a touché le sol. Le tronc et le bassin vont à la rencontre l'un de l'autre ; puis le membre sain est porté en avant pour faire un pas et immédiatement après le pied du côté luxé se soulève à nouveau.

Ces *oscillations du tronc* ressemblent, dit Saint-Germain, à celles d'une cloche et c'est pour cela que l'on donne vulgairement à ces boiteux le nom de *bambans*.

Le saut à cloche-pied est impossible du côté luxé ; quant à la station debout sur ce même côté elle est très pénible et s'accompagne d'une élévation correspondante du bassin.

C'est d'après ce signe que Trendelenbourg établit son diagnostic : *Le malade se tenant sur la jambe luxée, dit-il, si on lui fait lever la jambe saine, le côté sain du bassin s'abaisse. Par contre le côté malade du bassin ne descend pas lorsque l'enfant, reposant sur le membre sain, élève la jambe malade.*

A côté de ce phénomène, nous retiendrons de ce court exposé clinique, comme symptômes importants de la luxation congénitale de la hanche capables d'indiquer l'intervention :

1) *L'ascension du grand trochanter avec raccourcissement du membre ;*

2) *L'absence de la tête fémorale a sa place normale, son glissement vers la fosse iliaque et sa mobilité dans sa nouvelle position ;*

3) *La claudication en bamban.*

Toute cette symptomatologie étant réglée, d'ailleurs, par l'*instabilité de la tête* dans le cas que nous venons d'envisager, c'est-à-dire chez un sujet jeune ayant marché.

3° **Au contraire chez un enfant plus âgé** (après cinq ans par exemple) tous les désordres sont causés par la *rétraction musculaire.*

Le malade présente les déformations de la luxation jeune mais à un degré plus avancé :

Le genou est porté au-devant du membre sain par le raccourcissement des adducteurs, et si l'enfant repose bien les deux faces plantaires sur le sol, le genou sain se fléchit.

L'élargissement de la région trochantérienne est ici très frappant et la pointe du grand trochanter dépasse de plusieurs centimètres la ligne de Nélaton.

Le bassin antéversé est très abaissé du côté malade ; l'ensellure et la scoliose ne font jamais défaut.

Le sujet couché, si l'on prend les mensurations, on constate un raccourcissement considérable du membre luxé qui se place en flexion sur le bassin quand on corrige l'ensellure.

Par le palper on trouve facilement la tête fémorale presque toujours en situation nettement postérieure ; il est parfois impossible de mobiliser le fémur et le glissement vertical passif du trochanter ne peut être produit.

Dans la marche il y a beaucoup plus de difficulté que pour un sujet atteint de luxation sans rétraction : Le membre sain se trouve ici gêné dans sa propulsion par le genou malade placé au-devant de lui et le raccourcissement oblige le pied du côté luxé à ne toucher le sol que par la pointe. La marche finit par se faire sur les orteils et chez les sujets assez âgés, on observe une véritable griffe avec flexion dorsale des premières phalanges et flexion plantaire des phalanges unguéales.

En résumé, *le plongeon est accentué, les oscillations du thorax et du bassin sont accrues et le signe de Trendelenbourg est à son maximum.*

Il est certain que dans ces luxations anciennes où la rétraction musculaire et ligamenteuse occupe une place prépondérante, la réduction devient plus laborieuse. Aussi avons-nous cru nécessaire de les envisager au point de vue clinique.

4° Après cette étude de la luxation congénitale simple aux principales phases de son évolution nous allons rappeler brièvement **les signes caractéristiques de la luxation bilatérale.**

Lorsqu'il existe une luxation congénitale des deux fémurs, on retrouve en général des deux côtés tous les symptômes de la luxation unilatérale ; cependant certains d'entre eux peuvent manquer, et lorsque, par exemple, les lésions sont égales de part et d'autre, on n'observe ni la différence de longueur des membres, ni les attitudes vicieuses qui sont le propre de la luxation simple.

Ce qui frappe d'abord quand l'affection est double, c'est *la petitesse des membres inférieurs* qui paraissent très courts par rapport au tronc. Ils sont fléchis à la hanche et au genou ; à ce niveau ils se trouvent très rapprochés l'un de l'autre et quelquefois même, si le *genu varum* est très prononcé des deux côtés, ils s'entrecroisent.

La proéminence du ventre, le rejet en arrière de la vulve et le volume exagéré des fesses résultent uniquement de l'inclinaison extrême du bassin et de l'ensellure qui devient excessive.

Pour marcher l'enfant se soulève sur la pointe du pied cherchant à compenser le raccourcissement ; mais, la tête fémorale ne trouvant un point d'appui ni d'un côté ni de l'autre, le tronc oscille alternativement à droite et à gauche et ce balancement symétrique donne à la marche une physionomie très caractéristique : c'est *la démarche en canard*.

Quelquefois, lorsque le malade contracte suffisamment ses muscles fessiers pour offrir à la tète une résistance presque osseuse, les oscillations du thorax peuvent diminuer d'amplitude et la démarche typique est remplacée par une démarche dite élastique.

*Le signe de Trendelenbourg est bilatéral*, c'est-à-dire que *quel que soit le membre sur lequel s'appuie le patient, le côté du bassin opposé à ce membre s'abaisse toujours.*

Lorsque le déplacement est inégal dans les deux hanches c'est que les lésions sont différentes ; dans ce cas les attitudes vicieuses et les déformations sont toujours plus accentuées d'un côté que de l'autre. La différence de longueur des membres, qui surtout attire l'attention, sert à apprécier le degré respectif du déplacement.

La revue rapide que nous venons de faire des symptômes de la luxation congénitale de la hanche nous a paru nécessaire, car l'examen clinique, en indiquant l'âge et la nature de l'affection, peut souvent renseigner sur le mode et l'efficacité de la réduction non sanglante.

### B). — Diagnostic.

Nous en savons assez maintenant pour reconnaître la luxation congénitale de la hanche, qu'elle soit simple ou bilatérale; la radiographie peut d'ailleurs nous venir en aide pour confirmer le diagnostic.

Sur une bonne épreuve radiographique on observe :

1° *Une ascension de la tête fémorale au-dessus de la ligne blanche qui marque la séparation entre l'ilion et le pubis* (ligne transparente indiquant le cartilage en Y et le fond du cotyle) ;

2° *Une diminution de l'angle diaphyso-épiphysaire du fémur ;*

3° *L'effacement du rebord supérieur du cotyle, qui, au lieu de former un toit horizontal, est oblique et fuyant.*

Souvent les rayons de Rœntgen peuvent induire en erreur, il suffit pour cela que la radiographie soit prise dans de mauvaises conditions. Nous n'indiquerons pas ici les règles à suivre pour obtenir un cliché convenable; mais nous conseillerons de prendre avant la réduction deux radiographies en positions différentes : l'une, le membre étant en rotation interne, l'autre, en rotation externe.

Ces réserves faites, nous pouvons dire que les épreuves radiographiques sont d'une grande utilité au point de vue du diagnostic et surtout au point de vue de la réduction.

Celles qui présenteront les particularités énumérées ci-dessus nous indiqueront nettement une luxation congénitale, grâce à l'examen clinique qui aura précédé; et notre diagnostic une fois posé, il nous sera possible d'éliminer les affections de la hanche qui, dans certaines conditions, peuvent simuler la luxation congénitale. La *coxo-tuberculose* à l'état aigu, avec ses vives douleurs ct l'immobilité qu'elle impose au patient, est facile à reconnaître ; par contre dans les cas de coxalgie subaiguë, alors que le malade marche, le diagnostic devient plus délicat. L'enfant boite plus ou moins, sans trop souffrir ; mais il traîne son bassin derrière lui, tandis que l'enfant atteint de luxation plonge à chaque pas. La mobilisation du fémur sur l'os iliaque est difficile, surtout en hauteur, à moins que l'affection n'ait amené des destructions articulaires qui peuvent être suivies d'une luxation, qui ne peut être différenciée de la luxation congénitale que par l'anamnèse. La difficulté est plus grande encore lorsqu'une hanche luxée congénitalement se trouve atteinte de coxo-tuberculose, il faut alors savoir déterminer ce qui revient d'une part à la luxation, d'autre part à la coxalgie.

Dans la *lordose rachitique* il y a bien des points communs avec la luxation congénitale : l'enfant marche en canetant, son ventre et ses fesses sont très proéminents ; mais jamais le grand trochanter ne dépasse la ligne de Roser-Nélaton.

Cette ascension existe dans la *coxa vara* ; mais la tête fémorale est immobile et ne peut glisser de haut en bas sur le bassin comme dans la luxation congénitale.

Quant aux claudications d'origine paralytique (*Paralysie infantile, maladie de Little, maladie de Friedreich*), elles présentent toutes des commémoratifs bien différents : l'enfant marchait normalement avant d'être boiteux et n'a pas boité dès les premiers essais de marche.

Des commémoratifs spéciaux accompagnent également la *luxation traumatique* qui d'ailleurs n'offre jamais le caractère héréditaire de la luxation congénitale et se rencontre rarement bilatérale.

Enfin *dans aucune de ces affections, on ne trouve réunies sur le cliché radiographique les modifications anatomiques que nous avons signalées comme spéciales à la luxation congénitale de la hanche.*

Toutes ces maladies éliminées, et certains d'être en présence d'une luxation congénitale, pouvons-nous, par l'examen clinique ou radiographique, *déterminer le degré de cette luxation et sa variété ?*

La forme suscotyloïdienne, dans laquelle la tête fémorale s'est uniquement déplacée en hauteur, se manifeste, chez les tout jeunes enfants qui la conservent, par une claudication très minime. Les oscillations du tronc et du bassin sont rares ; le membre luxé ne présente ni flexion, ni adduction et son raccourcissement, très prononcé, n'est pas en rapport avec la faible ascension du trochanter au-dessus de la ligne de Roser. Si l'on cherche la tête, on la trouve en avant, au-dessus du grand trochanter.

Le type dans lequel la luxation s'est faite en haut et en arrière est, nous le savons, le type le plus fréquent ; il a fait l'objet de notre étude clinique, et nous avons suffisamment indiqué les signes qui nous feront porter le diagnostic de cette forme commune. Il nous reste à apprécier l'état et le déplacement de l'extrémité supérieure du fémur. C'est elle que nous voulons par la réduction manuelle ramener à sa place normale et il est intéressant au point de vue de cette réduction de savoir diagnostiquer l'orientation et la situation de cette tête.

En combinant à la palpation de la région fessière, la flexion, l'extension et la circumduction du membre malade, on arrive à apprécier la forme de la tête fémorale, et, d'après la distance qui la sépare du grand trochanter, à évaluer la longueur du col.

La radiographie nous indique en outre le degré d'atrophie de l'extrémité supérieure du fémur, elle nous permet de préciser le degré d'ascension de la tête et peut nous renseigner de façon plus complète encore sur sa situation. En effet, *plus l'antéversion est accentuée, plus le cartilage épiphysaire se rapproche de l'horizontale* sur l'épreuve radiographique. Si ce cartilage prend une direction inverse à la normale, c'est-à-dire s'il est dirigé de dedans en dehors et de haut en bas, on peut dire que la tête se trouve en rotation externe.

Ces données sont, nous le répétons, d'un grand intérêt pour la réduction non sanglante, puisqu'elles nous permettront d'en régler la technique et d'en apprécier l'opportunité.

La clinique, du reste, garde tous ses droits pour nous renseigner sur l'état des parties molles et lorsque nous trouverons chez un enfant d'un certain âge un déplacement très marqué du grand trochanter avec rétraction musculaire prédominante, nous porterons sans hésiter le diagnostic de luxation iliaque.

Nous en avons terminé avec la première partie de

notre travail. En rappelant l'anatomie pathologique de la luxation congénitale de la hanche nous avons surtout insisté sur les obstacles à la réduction ; dans l'étude symptomatologique nous avons, avant tout, recherché les signes capables de nous renseigner sur la présence de ces obstacles ; et par le diagnostic des variétés nous avons pu apprécier combien ces obstacles pouvaient, selon les cas, gêner ou contrarier le traitement radical.

C'est la technique de ce traitement par la méthode non sanglante que nous allons étudier maintenant.

# DEUXIÈME PARTIE

## RÉDUCTION NON SANGLANTE DES LUXATIONS CONGÉNITALES DE LA HANCHE

La réduction de la luxation congénitale de la hanche par le procédé non sanglant se propose : *de ramener la tête fémorale luxée dans le cotyle, et de l'y maintenir.*

Pour atteindre ce double but, la technique se subdivise en une série de manœuvres distribuées en plusieurs temps et imposées par les altérations anatomiques que nous avons étudiées :

Pour conduire la tête vers la cavité cotyloïde, il faut la mobiliser et la faire descendre de sa place anormale ; pour cela il est indispensable d'avoir vaincu la résistance capsulaire et la rétraction des muscles. Une fois la tête amenée près du bourrelet cotyloïdien il faut le lui faire franchir et tenir compte alors des déformations et de l'orientation vicieuse des surfaces articulaires. Enfin lorsque la réduction est obtenue il faut s'efforcer de la contenir. Ce sont surtout les principes de technique pour le maintien de la tète réduite qui ont été perfectionnés dans ces dernières années et l'on peut dire que c'est à Lorenz que revient tout le mérite d'avoir indiqué, le premier, la nécessité d'une position spéciale de contention. En somme : *vaincre les obstacles anatomiques, replacer la tête et trouver la meilleure attitude compatible avec le maintien de cette réduction, tels sont les résultats auxquels doit arriver l'intervention non sanglante.*

Avant de décrire et d'apprécier les nombreuses modifications de technique qui ont été proposées, avant d'étudier en détail les différents temps, nous allons exposer quelques exemples-types du traitement de la luxation congénitale de la hanche, réglés d'après la technique que nous avons vu employer par Redard,

# CHAPITRE PREMIER

## TECHNIQUE DE LA RÉDUCTION

### (Exemples-types).

1º **Cas simple, facile** (Enfant de 3 ans).

*Le malade présente une luxation unilatérale avec élévation peu notable de la tête fémorale.*

*Le raccourcissement est à peine de deux centimètres.* Nous savons que tous ces signes répondent à des altérations anatomiques minimes et que, l'enfant étant âgé seulement de trois ans, tout est pour le mieux en vue d'une réduction vraie et durable.

La réduction se fait par le bord postérieur du cotyle. Elle comprend plusieurs temps :

Premier temps. — *Fixation du bassin.* — L'enfant une fois anesthésié, un aide placé du côté opposé au membre luxé appuie d'une main sur l'épine iliaque antéro-supérieure et sur la crête iliaque de son côté, tandis que de l'autre il applique (voir fig. 1 p. 60) sur la table la jambe saine étendue, en appuyant au niveau du genou (1).

1. Les figures 1, 3, 4, 7, 19, 20 sont tirées du *Précis de technique orthopédique* de Redard. Nous tenons à remercier M. Redard et M. de Rudeval, son éditeur, de l'obligeance qu'ils ont mise à nous prêter ces clichés.

En fléchissant fortement la cuisse du côté sain, comme pour enfoncer tout le membre dans le flanc, on obtient aussi une bonne immobilisation du bassin.

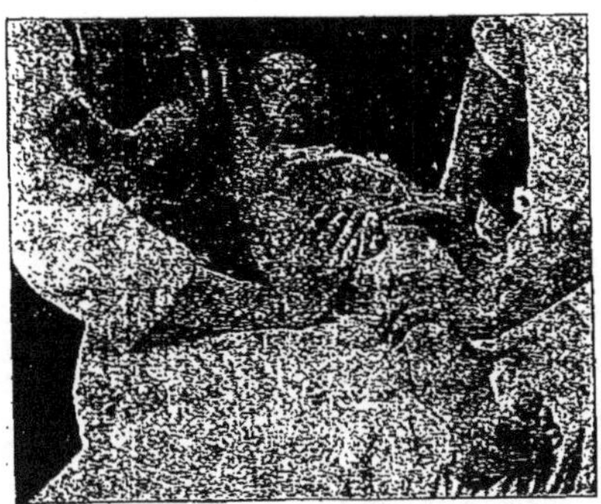

FIG. 1. — Abduction de la cuisse.

**DEUXIÈME TEMPS.** — *Mobilisation, abaissement de la tête fémorale.* — Le chirurgien, placé du côté luxé, étend la cuisse et tire fortement sur elle de haut en bas en entourant la partie inférieure, au niveau des condyles, avec ses mains, ou mieux encore la jambe étant fléchie à angle droit sur la cuisse, en embrassant le creux poplité avec l'avant-bras (voir fig. 2).

L'opérateur porte ensuite la cuisse en flexion sur le bassin et exerce une forte traction de bas en haut sur le fémur.

**TROISIÈME TEMPS.** — *Élongation des adducteurs, des fléchisseurs de la cuisse sur le bassin et des fléchisseurs de la jambe sur la cuisse.* — Lorsque par les manœuvres précédentes la tête est suffisamment abaissée, lorsqu'une excavation notable s'est formée au-dessus du grand trochanter, le chirurgien fait exécuter au mem-

bre des mouvements d'abduction en augmentant graduellement leur amplitude.

Une main embrassant la racine de la cuisse sur sa face
postéro-interne, l'autre saisit les condyles fémoraux en
coiffant le genou et porte le fémur de dedans en dehors,
étirant lentement et sans violence les adducteurs. On
évite ainsi les déchirures musculaires (voir fig. 1, p.60.)

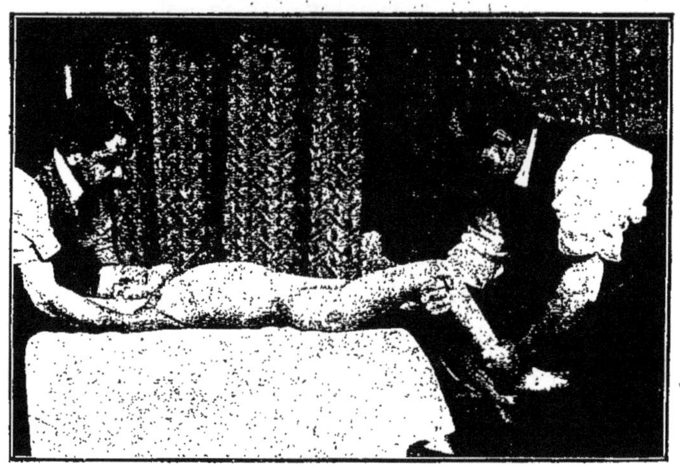

Fig. 2. — Traction sur la cuisse, la jambe étant fléchie.

Quelques mouvements d'extension forcée du genou
détendent les muscles postérieurs, fléchisseurs de la
jambe sur la cuisse; et par flexion et hyperextension de
la cuisse sur le bassin on finit par allonger aussi les
pelvi-cruraux antérieurs (voir p. 30).

QUATRIÈME TEMPS. — *Réduction*. — L'opérateur embrasse avec une main (la droite s'il s'agit du membre
inférieur gauche) les condyles au-dessus du genou et
porte la cuisse en flexion à angle droit sur le bassin.

Dans cette position il exerce avec l'autre main une traction vigoureuse de bas en haut de façon à faire encore descendre la tête et à la placer derrière le bord postérieur du cotyle. Ce résultat obtenu, l'extrémité inférieure du fémur étant placée en rotation interne, on essaie, sans succès, d'obtenir la réduction en pressant avec le pouce sur le grand trochanter, de dehors en dedans et obliquement vers la ligne médiane.

Il faut alors porter la cuisse lentement et sans brusquerie en abduction jusqu'à 90°, c'est-à-dire la placer dans un plan parallèle à celui de la table et répéter plusieurs fois ce mouvement.

Tandis qu'on exécute cette manœuvre, le pouce ou mieux le poing presse sur le grand trochanter et sent la tête qui glisse, bascule, et franchit le bord postérieur du cotyle. Un ressaut brusque et un bruit assez net avertissent de la réduction. La tête apparaît alors en saillie au niveau du triangle de Scarpa, à sa place normale (voir page 85); mais sa stabilité n'est pas grande, elle quitte la cavité dès que l'on diminue la flexion ou que l'on réduit l'abduction.

CINQUIÈME TEMPS. — *Agrandissement, forage et modelage du cotyle. Distension de la capsule. Élongation des muscles rétractés.* — Il faut obtenir toutes ces modifications si l'on veut que la tête reste réduite.

Le membre étant maintenu en abduction, demi-flexion et légère rotation interne, de façon à ce que l'axe du fémur soit perpendiculaire au plan du cotyle, on fore la cavité cotyloïde en faisant décrire à l'extrémité inférieure du fémur un mouvement de rotation sur son axe longitudinal. La tête fémorale roule dans le cotyle, le modèle, et l'agrandit.

Par des mouvements d'abduction, d'hyperextension et de circumduction on distend le bissac capsulaire ; pour allonger à nouveau les muscles rétractés, on répète les manœuvres du troisième temps. En particulier celle qui a pour but de vaincre la rétraction des pelvi-cruraux postérieurs, agents actifs de reluxation (voir page 76).

Sixième temps. — *Immobilisation.* — On détermine le degré minimum d'abduction et de flexion à donner à la cuisse pour que la réduction se maintienne (voir page 87).

On fixe en flexion à 80° ; abduction à près de 90°, et rotation à zéro.

Nous indiquerons plus loin la technique suivant laquelle doit être fait l'appareil plâtré qui maintient cette position ; c'est un petit appareil, il s'arrête au niveau du genou (voir fig. 7, page 101), et l'enfant est autorisé à marcher.

Au bout de trois mois le plâtre est enlevé, et si la réduction s'est bien maintenue, on applique un nouvel appareil en diminuant la flexion et l'abduction. Deux mois après, l'enfant est sorti de ce second appareil, le membre est massé et mobilisé, la guérison fonctionnelle suit la réparation anatomique.

Dans les cas faciles, Redard emploie, mais rarement, le procédé de réduction par le bord supérieur (voir page 82).

Il amène la tête dans le cotyle en plaçant le membre en extension, légère abduction et rotation interne (celle-ci plus ou moins marquée suivant le degré d'antévertion du col) et en exerçant de fortes tractions au niveau de la jambe fléchie sur le fémur, ou au niveau des malléoles. Ces tractions sont faites au moyen de lacs extenseurs, tandis qu'un aide fait la contre-extension avec les mains, en embrassant les creux axillaires, ou mieux avec un lac placé à cheval sur le périnée.

## 2° **Cas ordinaire de difficulté moyenne**
### (Enfant de 6 ans).

*Le malade présente une luxation unilatérale avec élévation assez notable de l'extrémité fémorale. Le raccourcissement du membre est d'environ 4 cm 1/2.*

*Légère antéversion du col, la cuisse est un peu en adduction, car les muscles adducteurs sont légèrement contractés.*

Dans un cas semblable, certains temps de la technique sont absolument exécutés comme pour les cas faciles, aussi ne ferons-nous que les signaler sans les décrire à nouveau, détaillant au contraire ceux où quelques manœuvres spéciales deviennent nécessaires.

PREMIER TEMPS. — *Fixation du bassin* après avoir obtenu une anesthésie profonde.

DEUXIÈME TEMPS. — *Mobilisation et abaissement de la tête* (comme pour les cas faciles).

TROISIÈME TEMPS. — *Élongation des muscles* (id.).

QUATRIÈME TEMPS. — *Réduction.* — L'élongation des

muscles rétractés ayant été faite avec une très grande rigueur, on essaie de faire sauter la tête par-dessus le bord cotyloïdien postérieur en employant les manœuvres que nous avons déjà indiquées et en pressant énergiquement avec le pouce sur le grand trochanter.

L'on échoue généralement et il faut avoir recours à la *manœuvre de levier* suivante :

Le sujet est mis dans la position de la figure 3, l'opérateur place le poing fermé en arrière de la cuisse et applique la partie antéro-inférieure de l'avant bras sur le trochanter (voir fig. 3).

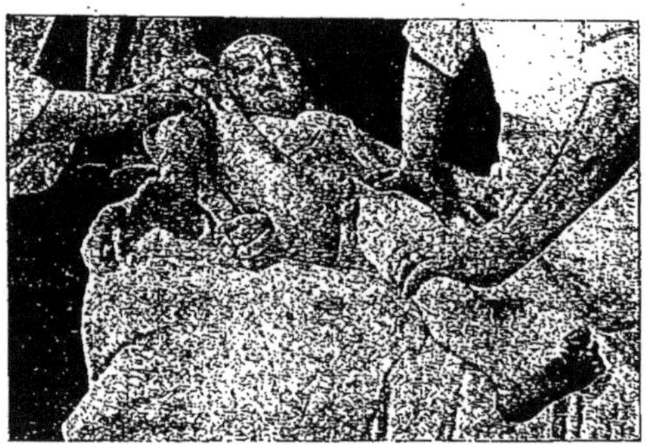

Fig. 3. — Réduction, le dos du poignet pressant au niveau du grand trochanter et servant de coin actif.

L'autre main saisit le membre au niveau du genou et le porte en abduction à angle droit, puis en hyperextension plus ou moins prononcée, en dépassant le plan frontal.

Cette manœuvre plusieurs fois répétée ne donne la réduction qu'à la suite de pressions énergiques et soutenues faites avec la face dorsale du poignet et la face dorsale de la main pendant que le membre est porté en assez forte hyperextension (voir page 81).

CinquiÈme temps. — *Forage du cotyle* et *élongation complémentaire des muscles.*

Dans les cas de difficulté moyenne il faut veiller particulièrement à la correction la plus parfaite de la rétraction musculaire surtout au niveau des pelvicruraux postérieurs (fléchisseurs de la jambe sur la cuisse).

SixiÈme temps. — *Immobilisation.*

La stabilité n'est pas très grande et la réduction ne peut être maintenue que dans une abduction égale, si ce n'est supérieure à 90° et une flexion de 80°. La rotation est souvent indifférente.

La contention dans le plâtre est faite selon le procédé ordinaire, mais l'appareil immobilise tout le membre inférieur jusqu'à la pointe des malléoles. Le sujet peut marcher, le pied protégé par quelques tours de bande.

Au bout de trois mois l'appareil est enlevé et si la réduction est bonne, si l'articulation est rigide, on réduit l'abduction à 50° et l'on place le membre en légère rotation interne (Voir fig. 14, page 111).

Le second appareil est laissé quatre mois, puis définitivement enlevé.

L'enfant est soumis alors au traitement consécutif et l'on peut constater un résultat anatomique et fonctionnel parfait.

3° **Cas difficile** (enfant de 7 ans très musclé).

*L'ascension du fémur est très notable ; le raccourcissement atteint 5 centimètres.*

*Le col présente une très forte antéversion.*

*Les pelvifémoraux et les pelvicruraux sont très ré-
tractés.*

Un *traitement préparatoire* est nécessaire.

Durant trois semaines l'extension continue, avec des
poids allant graduellement de 2 à 6 kilos, est exercée
sur le membre luxé, au niveau du genou, au moyen de
l'appareil de Hennequin pour fracture de cuisse. (Voir
page 70.)

Vers le quinzième jour, le grand trochanter est très
notablement descendu et lorsque le raccourcissement
est suffisamment corrigé, l'on peut intervenir.

PREMIER TEMPS. — *Fixation du bassin.*

DEUXIÈME TEMPS. — *Mobilisation* : Le chemin à parcourir étant plus long et les obstacles plus sérieux, il
ne faut commencer que lorsque le sujet est profondé-
ment endormi.

L'extension avec la *vis de Lorenz* est parfois nécessaire, mais elle est toujours employée avec beaucoup de
précautions afin de ne pas exercer une trop grande
force. (Voir page 73.)

TROISIÈME TEMPS. — *Élongation des muscles.* — On
arrive à vaincre la rétraction des adducteurs en plaçant
un coussin sous le bassin et en portant le membre en
hyperextension, au delà du plan frontal. Cette manœuvre doit être pratiquée avec une extrême prudence
en évitant d'agir brusquement et sans dépasser certaines limites au delà desquelles on produirait fatalement des ruptures vasculaires et des distensions nerveuses.

Quatrième temps. — *Réduction.* — Pour l'obtenir il faut employer plusieurs manœuvres successives.

On peut essayer de faire rentrer la tête par-dessus le bord inférieur du cotyle (procédé d'exception) : pour cela après avoir exécuté *le mouvement de pompe de Hoffa* (Voir page 83), on place le membre en forte flexion et en adduction pendant qu'on exerce des pressions assez énergiques au niveau du grand trochanter.

Quand ce procédé ne donne aucun résultat satisfaisant, on recourt à la réduction par le bord postérieur en appliquant la manœuvre de levier, avec la face dorsale du poignet sur le trochanter, comme nous l'avons indiqué pour la réduction des cas ordinaires. La rotation interne est souvent indispensable, au moment de la réduction, pour corriger l'antéversion.

Cinquième temps. — *Forage. Élongation complémentaire des muscles.* — Ce temps doit être fait avec beaucoup de soins, car c'est de lui que dépend surtout, dans les cas difficiles, la stabilité de la réduction.

Sixième temps. — *Immobilisation.* — Au-dessous de 90° d'abduction et de 80° de flexion, la luxation se reproduit. Aussi fixe-t-on tout le membre, le pied compris, dans un appareil plâtré qui contient le membre en *hyperextension* et flexion d'au moins 80°. La rotation est variable (voir page 92).

Au bout de trois mois on enlève l'appareil. L'examen indique que malgré l'immobilisation, la tête fémorale a légèrement glissé en haut et en arrière. Sans anesthésie, on réduit à nouveau et l'on place le membre en forte abduction avec légère hyperextension dans un second plâtre.

Quatre mois après, cet appareil est enlevé et l'on met le membre en abduction diminuée dans une gouttière plâtrée.

Cette position est graduellement ramenée vers la verticale jusqu'à ce que les deux membres soient parallèles.

# CHAPITRE  II

## ÉTUDE  DES  DIFFÉRENTS  TEMPS
## DE  LA  TECHNIQUE

**1° Anesthésie. Fixation du bassin.** — L'anesthésie, que certains chirurgiens conseillent de toujours pousser à fond, est quelquefois inutile dans les cas très faciles. Toutefois il vaut mieux donner au petit malade du chloroforme ou de l'éther et,si dans les cas difficiles, la narcose absolue est nécessaire, pour les réductions faciles, une légère anesthésie est très souvent suffisante.

Des appareils compliqués ont été imaginés pour immobiliser le bassin ; les procédés que nous avons indiqués permettent d'obtenir une fixation parfaite de la ceinture pelvienne (voir fig. 1 et 3).

**2° Mobilisation. Abaissement de la tête fémorale.** — *a*). — Extension continue préalable. — Celle-ci n'est indiquée que dans les cas difficiles avec ascension très notable du trochanter, cas de luxations iliaques chez des sujets âgés, avec raccourcissement très prononcé du membre.

Pravaz et ses successeurs l'appliquaient toujours dans

la première période de leur traitement ; on ne se sert plus de l'appareil encombrant de Pravaz et nous ne faisons que le citer avec ceux imaginés par Wolkmann, Brüns, Neuffer, etc.

On utilise actuellement soit la traction avec les bandes de toile ou de diachylon disposées comme dans l'appareil de Tillaux pour fractures de cuisse, soit, comme nous l'avons déjà indiqué, la traction sur la jambe fléchie avec *l'appareil de Hennequin.*

Nous ne décrirons pas ici cet appareil qui, à notre avis, réalise la plus parfaite extension en agissant directement sur le fémur sans risquer de léser les téguments.

Après quinze à vingt jours d'extension, le membre présente souvent un allongement très notable et la descente de la tête est parfois incontestable ; d'ailleurs, on observe dans tous les cas une distension évidente des muscles rétractés et cela seul justifie l'emploi de l'extension continue préalable dans les cas difficiles.

En effet même lorsque l'abaissement de la tête n'est pas obtenu, ce qui est un fait assez rare, *on est toujours assuré d'avoir diminué la rétraction musculaire et d'avoir étiré progressivement les vaisseaux et les nerfs.* Ainsi sont évitées les distensions brusques et trop fortes d'une réduction difficile, non préparée, distensions qui peuvent déterminer des ruptures vasculaires ou nerveuses.

Aussi conseillons-nous chez les sujets âgés, avec raccourcissement de 5 à 6 centimètres et tête fémorale peu mobile, l'application de l'appareil de Hennequin avec extension allant de 2 à 6 kilos, pendant trois semaines avant l'intervention.

Dans les cas faciles ou de difficulté moyenne, on arrive, nous l'avons vu, à mobiliser la tête et à l'abaisser vers le cotyle sans employer de manœuvres préparatoires ; on a recours simplement à des tractions manuelles ou instrumentales faites au moment de l'intervention.

*b). — MOBILISATION PAR TRACTIONS MANUELLES. —* Chez les enfants de 3 à 4 ans, la traction manuelle suffit généralement, si le bassin est bien fixé.

Le chirurgien, placé du côté malade, peut abaisser la tête en appliquant le *premier temps de la méthode de Paci :* Il saisit avec une main (la gauche pour le membre droit et vice versa) la jambe du membre luxé, immédiatement au-dessus du pied, et place l'autre main dans le creux poplité ; il porte ensuite la jambe en flexion sur la cuisse et exécute lentement la flexion de la cuisse sur le bassin jusqu'à la limite physiologique.

Cette manœuvre, disait Paci, fait descendre la tête tout près du cotyle, et si l'on exerce une forte traction de bas en haut sur le fémur on favorise encore la descente.

Lorenz attache plus d'importance à la traction ; la flexion extrême, dit-il, fait mouvoir la tête en arrière et en bas mais ne peut la rapprocher beaucoup du cotyle, elle décrit un cercle autour de la cavité; mais sa distance reste toujours la même.

Aussi Redard, après la manœuvre de Paci, a-t-il toujours recours au procédé que nous avons décri

et qui consiste à faire exercer une traction vigoureuse sur le fémur par un aide qui embrasse le creux
poplité, la jambe étant fléchie à angle droit. C'est
en somme la traction, mise en œuvre par l'appareil de
Hennequin, que l'on exerce manuellement. (Voir fig. 2
page 61.)

Il est rare que la tête ne s'abaisse pas très notablement lorsque cette manœuvre a été répétée quatre à
cinq fois.

S'il y a encore de la résistance il faut recourir aux
procédés de force.

*c*). — MOBILISATION PAR TRACTIONS INSTRUMENTALES.
— Les tractions forcées au moyen d'appareils sont faites après anesthésie complète, immédiatement avant
l'opération.

Lorenz et Schede ont été les premiers à conseiller
ces tractions instrumentales au moment de la réduction.

*La vis de Lorenz* qui tire sur le cou de pied au moyen
de lacs en laine, permet de déployer une force considérable. « L'extension mécanique, dit Lorenz, doit
être faite avec calme et lenteur, ce n'est pas à sa puissance énorme que mon appareil doit sa supériorité,
mais à la gradation continue avec laquelle cette puissance se déploie. » Aussi, après une tentative infructueuse, vaut-il mieux remettre à une autre séance ; la
violence et la brusquerie n'amenant qu'à de graves
accidents. (Paralysies et fractures.)

L'emploi de cet appareil doit être exceptionnel et
réservé seulement aux cas très difficiles.

Il en est de même pour le *lit à extension de Schede* qui n'est que très rarement employé.

Redard préfère *la traction avec les lacs* sans la vis et *en mesurant la force au dynamomètre*. Des écheveaux de laine embrassent le genou et vont s'attacher à un mouffle dont la traction au dynamomètre ne dépasse jamais 40 à 50 kilos ; un lac contre-extenseur, bien matelassé, est appliqué dans l'aine et l'on tire très lentement, d'une façon continue, jusqu'à ce que le grand trochanter, suffisamment descendu, touche presque la ligne de Roser Nélaton.

Il faut se garder lorsque l'on apprécie le degré de correction de prendre pour un allongement vrai l'allongement apparent que produit l'inclinaison du bassin du côté malade.

En général une légère excavation qui se dessine au-dessus du grand trochanter avertit de l'efficacité de la manœuvre, elle indique un abaissement assez notable de la tête.

En somme *la vis de Lorenz et tous les procédés d'extension forcée* sont très délicats à appliquer et peuvent exposer à de graves complications. *Ils doivent donc être exclusivement réservés aux cas où la mobilisation de la tête et sa descente vers le cotyle n'auront pu être obtenues par les tractions manuelles.*

**3° Élongation des adducteurs, des fléchisseurs de la cuisse sur le bassin et des fléchisseurs de la jambe sur la cuisse.** — Les pelvifémoraux et les pelvicruraux subissent un fort raccourcissement dans la luxation con_génitale de la hanche (voir page 30).

Le rapprochement de leurs insertions tend à élever la tête fémorale et à l'empêcher de descendre ; aussi, ce temps de la technique, consacré à l'élongation musculaire, est-il indispensable pour obtenir la réduction.

Quand Lorenz modifia la méthode de Paci, il proposa de faire *la ténotomie* sous-cutanée des muscles du creux poplité et la myotomie des adducteurs. Depuis, la ténotomie n'est plus guère exécutée, et Lorenz ne pratique plus ces interventions que dans les cas vraiment rebelles où l'extension avec la vis n'a pu produire un abaissement suffisant de la tête.

*Le myorrhexis*, que certains chirurgiens emploient, se pratique de la manière suivante :

L'anesthésie étant complète, le bassin bien fixé, et le membre placé en abduction et demi-flexion, on pétrit énergiquement la masse musculaire qui fait saillie dans le pli de l'aine. Sur la corde rigide que forment les adducteurs à ce niveau, le poing fermé exécute un mouvement de scie, tandis que l'on exagère la position d'abduction. Peu à peu la masse musculaire s'abaisse, le membre se porte de plus en plus en dehors et soudain une dépression apparaît à la place de la corde rompue.

On peut aussi obtenir cette rupture, en écrasant avec les pouces (Nové Josserand) les attaches des adducteurs sur le pubis.

Ces manœuvres sont toujours fâcheuses parce qu'elles ne respectent pas l'intégrité des muscles qui peuvent être utiles après la réduction, pour son maintien. Aussi, un très grand nombre d'opérateurs considèrent le myorrhexis comme inutile et se contentent d'une abduction forcée qu'ils aident parfois de petits coups secs donnés avec le bord cubital de la main tout près du pubis.

*a*). — Élongation des adducteurs. — Nous recommandons, avec Redard, d'*éviter toute pression manuelle sur les muscles rétractés*. Après un massage très léger de la corde tendue des pelvifémoraux, on exagère graduellement *l'abduction* du membre en s'y prenant comme nous l'avons indiqué (page 61), et l'on arrive toujours à faire céder la contraction et la rétraction sans produire les hématomes, les ecchymoses et les excoriations inévitables après le myorrhexis. Les adducteurs allongés sont intacts et pourront être utilisés pour la contention de la tête réduite.

*b*). — Élongation des fléchisseurs de la cuisse sur le bassin. — Ce groupe fonctionnel est constitué par les pelvicruraux antérieurs, le raccourcissement, qu'ils subissent, est facilement corrigé par quelques *mouvements exagérés de la cuisse sur le bassin.*

On la fléchit à l'extrême, puis on la porte en extension forcée ; cette manœuvre, répétée plusieurs fois et sans brusquerie, a raison de la rétraction musculaire et ces mouvements finissent par être exécutés sans aucune difficulté.

*c*). — Élongation des muscles fléchisseurs de la jambe sur la cuisse. — La rétraction des pelvicruraux postérieurs est surtout un obstacle important pour la réduction des cas difficiles (Redard).

Leur tension dans le creux poplité est manifestée dès

qu'on essaie d'étendre la jambe ; pour arriver à l'extension complète, il faut faire exécuter à la jambe des *mouvements alternatifs de flexion et d'extension*. L'opérateur tient le membre d'une main au-dessus des malléoles et de l'autre maintient le genou en légère abduction.

En somme, *la résistance musculaire* est un obstacle qu'il faut absolument surmonter si l'on veut obtenir une bonne réduction ; mais cette résistance *ne doit pas être vaincue par des moyens de violence* et des procédés (ténotomie, myorrhexis) qui altèrent l'intégrité des muscles. Cette intégrité est utile pour la suite du traitement, aussi conseillons-nous de la respecter, en utilisant l'élongation, sans brusquerie et sans rupture, dont nous avons décrit la technique.

**4° Réduction proprement dite.** — L'introduction de la tête dans la poche acétabulaire de la capsule, la *reposition vraie* comme dit Lorenz, tel est le but que se propose l'intervention non sanglante une fois la tête abaissée et la rétraction musculaire vaincue.

*Paci* se contentait d'une néarthrose artificielle et cherchait le plus souvent non une réduction mais une correction.

Pour cela après le premier temps de sa méthode (voir page 72) il opérait de la manière suivante :

1° Par un léger mouvement d'abduction il amenait la tête, déjà placée près du cotyle, contre le rebord postérieur ;

2° Il plaçait la jambe selon un axe perpendiculaire

à l'axe du corps et par cette rotation externe portait la tête fémorale sur un plan plus antérieur.

3° Il mettait la cuisse en extension et rotation en dehors avec jambe d'abord fléchie puis étendue à son tour.

Après ces manœuvres, disait Paci, la tête se trouve près de sa position normale, au-dessous de l'épine iliaque antéro-supérieure, on a fait la correction.

Or nous savons que la réduction vraie est possible et nous nous sommes longuement étendus sur ce point au cours de notre étude anatomopathologique, c'est pourquoi la méthode de Paci qui n'était, en somme, qu'un rajeunissement de celle de Pravaz, n'est plus employée aujourd'hui que dans certains de ses temps.

Le dernier,(extension immédiate du membre et diminution de l'abduction), tendant à faire remonter la tête au-dessus du cotyle, a été complètement abandonné.

Mais Paci reste tout de même le premier en date dans l'histoire de la réduction non sanglante par le procédé rapide.

Redard appliqua longtemps la méthode italienne, qu'il modifia de lui-même, arrivant peu à peu à la *technique de Lorenz* dont toutes les méthodes actuelles se sont plus ou moins inspirées.

*a).* — Réduction par le bord postérieur. — Les procédés de réduction varient essentiellement selon les cas ; mais le plus souvent, on réduit par-dessus le bord postérieur du cotyle. Nous avons vu dans nos exemples types que la réduction peut être obtenue par en haut et par en bas et que, dans les cas ordinaires, c'est par-derrière que l'on fait rentrer la tête. Aussi, nous allons étudier en premier ce procédé de réduction.

Il est *le plus simple, le plus typique, le plus capable d'amener une bonne rétention.* En effet dans les cas faciles, la tête, que nous avons fait descendre, se trouve près du bord postérieur du cotyle et pour la réduire il n'y a qu'à le lui faire franchir.

Pour cela le chirurgien, une fois le bassin solidement immobilisé, exécute les manœuvres que nous avons indiquées (voir page 61) : Flexion, abduction de la cuisse et pression sur le grand trochanter.

Cette *réduction à main libre* réussit souvent du premier coup dans les cas faciles ; quand il y a quelques difficultés il faut y revenir plusieurs fois, jusqu'à ce que le saut de la tête, par-dessus le bord cotyloïdien, assure de la réduction.

C'est avec douceur et sans employer trop de force que ces manœuvres doivent être exécutées, il est cependant quelques chirurgiens (Brun) qui ne sont pas ennemis d'une certaine brutalité. D'autres (Joachimsthal) intervertissent les mouvements et commencent par porter la cuisse en abduction avant de la fléchir sur le bassin. Calot emploie la méthode de Lorenz et ne s'en éloigne que dans les cas où il couche le malade sur le côté sain et réduit par hyperflexion, rotation interne et adduction forcée.

Redard suit la technique du chirurgien viennois, mais il attache une très grande importance à la flexion de la cuisse combinée à une traction vigoureuse sur le fémur, manœuvre que Lorenz appelle l'*extension*

*rectangulaire*. Redard la prolonge et la répète à plusieurs reprises, et ce n'est qu'une fois la tète bien en
contact avec le bord cotyloïdien et la réduction déjà
tentée, qu'il passe à l'*abduction* (voir page 62).

Quand l'antéversion du col est très marquée, il faut
imprimer au membre un certain degré de rotation en
dedans afin de rapprocher la tète du cotyle.

*Réduction avec le coin*. — Lorsqu'on se trouve en présence de sujets un peu âgés chez lesquels l'extension
instrumentale n'a pu diminuer notablement les obstacles, on fait, après une tentative de réduction à main
libre infructueuse, la réduction sur le coin de Lorenz.

La résistance de la capsule cède fatalement à cette
manœuvre de levier.

La cuisse étant placée en flexion à angle droit, on la
porte en abduction et l'on continue ce mouvement jusqu'au delà du plan frontal ; si l'on glisse alors sous le
trochanter un coin de bois matelassé de cuir, contre
lequel un assistant maintient le bassin, le fémur se
trouve transformé en un levier à deux bras dont le plus
court, en dedans du coin, exécute un mouvement contraire à celui du grand.

Lorsque l'extrémité inférieure du fémur est en arrière
du plan frontal, la tète se trouve en avant de ce dernier et se rapproche du bord postérieur du cotyle ; pour
le lui faire franchir, et lui faire forcer l'isthme capsulaire, il faut répéter rythmiquement ce mouvement d'*hy-
verextension sur le coin*.

Cette manœuvre est très dangereuse ; si l'on ne saisit
pas le grand bras du levier assez près du centre, c'est-à-

dire si l'on prend la cuisse trop loin de son tiers supérieur, on produit une fracture du fémur.

Aussi, vaut-il mieux renoncer au coin de Lorenz et le remplacer par le *poing fermé ou l'avant-bras, glissés en arrière du trochanter* et le séparant de la table (voir page 65 et fig. 3). La manœuvre de levier est exécutée très prudemment, en exerçant une forte traction sur le fémur et en évitant de le presser suivant son axe vertical, de bas en haut, sur les surfaces osseuses. Redard a été un des premiers à employer cette technique qui permet d'apprécier et de mesurer la force développée, chose impossible avec le coin inerte de Lorenz.

*Levier de Mencière*: Avec cet appareil une tige métallique prend la place du levier fémoral et supporte seule l'effort (fig. 4).

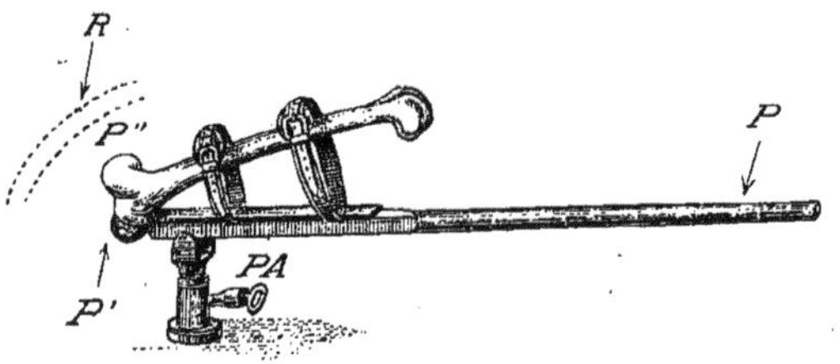


Fig. 4. — Levier de Mencière : P, puissance développée, transmise en P' et P''; PA, point d'appui mobile ; R, résistance de la partie antérieure de la capsule qui s'oppose au cheminement de la tête.

Manié prudemment, il arrive, dit son auteur, à triompher de tous les obstacles et à permettre ensuite une réduction à main libre facile : les forces employées ne passent jamais par la diaphyse fémorale, toute crainte de fracture est écartée.

Redard n'a jamais eu à se servir de ce levier ; mais

il en reconnaît l'utilité pour certains cas exceptionnellement difficiles.

« Quel que soit le procédé de réduction employé, il
faut, dit-il, faire toujours plusieurs tentatives ; à chaque
effort on gagne du terrain, la tète fémorale s'avance
lentement et se réduit enfin. »

La douceur, la persévérance et la patience sont les
trois principes directeurs de sa technique, car *toute
manœuvre de force doit être considérée comme un pis-
aller.*

*b*). — RÉDUCTION PAR LE BORD SUPÉRIEUR. — Nous avons
vu comment, dans les cas faciles, ce procédé pouvait
ètre appliqué. Il réussit très bien dans les luxations
suscotyloïdiennes ; la tête glisse de haut en bas sur
le toit de la cavité qui est très oblique et rentre dans
le cotyle sous l'effet d'une traction bien dirigée (voir
page 63).

Dans les luxations du premier degré (suscotyloïdiennes) Lange fait toujours la réduction par-dessus le bord
supérieur, sous une abduction de 130° et en rotation
interne de la jambe.

D'autres (Schede) la pratiquent dans toutes les variétés de luxations, après une longue période d'extension
continue.

En réalité, *cette voie est assez rarement employée* car
elle conduit souvent à des transpositions et n'assure
jamais, par un signe bien net, un bon résultat anatomique.

Aussi Redard avec Lorenz, préfère-t-il transformer les
luxations suscotyloïdiennes en luxations iliaques afin
de faire la réduction par le bord postérieur.

*c*). — Réduction par le bord inférieur. — A l'exemple de Lorenz, il ne faut y avoir recours que dans les cas difficiles où l'état défavorable de la capsule empêche la correction du raccourcissement, l'abaissement de la tète, et rend impossible la réduction par toute autre voie.

Dans ce procédé, une flexion maxima de la cuisse combinée avec l'abduction constitue la position de départ. Puis, pour vaincre la résistance capsulaire on utilise la *manœuvre de la pompe de Hoffa*.

Elle consiste à porter la cuisse en abduction à angle droit et en forte rotation externe, et dans cette situation, à lui imprimer des mouvements alternatifs de flexion et d'extension. Le fémur se rapproche du tronc puis redescend vers l'horizontale comme un levier de pompé, tandis que l'on augmente de plus en plus l'hyperextension.

Cette manœuvre, qui n'est pas sans danger, car l'on cite des cas de fractures du col occasionnées par elle, distend considérablement la partie antérieure de la capsule rétractée et permet la réduction par le bord inférieur comme nous l'avons indiqué page 68.

M. Kirmisson conseille de réduire par cette voie. Il met la cuisse en flexion maxima sur l'abdomen et portant le membre en rotation externe et faible abduction, il exagère encore la flexion jusqu'à ce que la tète après un brusque ressaut tombe dans la cavité cotyloïde.

Weischer et Schanz appliquent aussi là réduction par

le bord inférieur mais en exerçant une très forte adduction en flexion.

*Ces mouvements forcés de flexion, que nécessite la réduction par la voie inférieure, sont très dangereux* car ils occasionnent fréquemment une distension du nerf sciatique, des contusions du crural et quelquefois des fractures quand les manœuvres sont faites avec trop de violence.

D'autre part, quand on applique ce procédé avec trop de douceur, on est arrêté par la moindre difficulté et obligé de recourir à de multiples tentatives qui restent souvent infructueuses devant des cas facilement réductibles par une autre voie.

Pour toutes ces raisons, *la réduction par le bord inférieur doit être exceptionnelle.* Lorenz en reconnaît la nécessité dans le cas où un trop fort raccourcissement du membre risquerait de faire comprimer le nerf sciatique entre la tête et l'os iliaque au cours d'une réduction par-dessus le bord postérieur.

En résumé, la rentrée de la tête dans le cotyle peut se faire sur tout le bord cotyloïdien en haut, en bas et en arrière, mais il est préférable d'utiliser presque toujours la *réduction par-dessus le bord postérieur.*

C'est la voie que prend le plus facilement la tête luxée pour revenir dans l'acétabulum, aussi ce procédé permet-il de réduire sans employer des positions extrêmes, causes fréquentes d'accidents. De plus, il assure nettement *d'une réduction vraie.*

C'est en effet lorsque la tête franchit le bord posté-

rieur du cotyle que les « phénomènes de reposition »,
selon l'expression de Lorenz, sont les plus nets. Une
transposition ne peut donc passer inaperçue, et c'est
encore là un grand avantage de la réduction par la
voie postérieure.

*d*). — Diagnostic de la réduction. — En général le
ressaut de la tête sur le bord de la cavité s'accompagne de phénomènes qui rendent la réduction évidente.

Lorsque par les manœuvres réductrices la tête fémorale a remonté contre le sourcil cotyloïdien, elle se
rapproche de son arête, glisse et tombe dans le creux
acétabulaire plus ou moins profond, pour y rester. Ce
*ressaut* et cette chute produisent une *secousse* qui est
très nette lorsqu'on a réduit par le bord postérieur ; la
main placée sur le trochanter sent cette secousse, qui
est visible et s'accompagne d'un *bruit sec caractéristique* plus ou moins fort. Le phénomène est beaucoup
moins saisissable lorsqu'on réduit une luxation incomplète ou lorsqu'on emploie la voie supérieure.

En général on peut dire qu'il se produit au moment
où par les manœuvres réductrices on amène le membre
au delà des limites physiologiques (abduction en arrière
du plan frontal, hyperextension).

*Autres signes cliniques*. — Après la réduction, on
trouve toujours la tête dans le pli de l'aine, à sa place
normale, sous l'artère fémorale qui la croise à l'union
de son tiers interne et de ses deux tiers externes ; on
la voit même faire saillie quand le cotyle est peu profond. Si l'on imprime des mouvements de rotation au
fémur on la sent rouler sous la main,

Le membre s'est allongé, le grand trochanter est sur la ligne de Roser Nélaton, l'ensellure a disparu.

L'articulation ballante est devenue plus ou moins rigide, le membre se trouve en légère flexion, rotation externe et forte abduction, le genou est fléchi et résiste à l'extension. (Ce dernier signe est constant). Si l'on essaie de diminuer l'abduction ou la flexion, la tête se reluxe d'un coup et tous les « phénomènes de reposition » disparaissent.

Ils se reproduisent identiques, si l'on recommence la réduction, devenue alors plus facile.

On peut dire, d'une manière générale, que la coexistence de tous ces signes cliniques, plus ou moins apparents selon les cas, est indispensable pour poser le diagnostic immédiat de la réduction.

5° **Forage et modelage du cotyle. Distension de la capsule. Élongation des muscles.** — Une fois la réduction constatée, il faut par des manœuvres appropriées diminuer les chances de reluxation.

*Lorenz* attache une très grande importance aux mouvements de *circumduction*, il y joint de la rotation et une assez forte *pression vers le cotyle* afin de détruire les masses conjonctives qui le comblent et de permettre à la tête une adaptation plus profonde. La tête sera d'autant mieux maintenue que le cotyle s'adaptera mieux à elle; mais les altérations capsulaires et la rétraction des muscles s'opposent à cette coaptation si, la tête une fois remise en place, on ne recommence pas les manœuvres d'élongation faites avant la réduction.

Redard insiste sur la *nécessité de corriger surtout la rétraction des pelvicruraux postérieurs* et de vaincre la résistance qu'ils opposent à l'extension de la jambe.

Aussi, après avoir *recommencé plusieurs fois les manœuvres réductrices* et avoir réduit à plusieurs reprises pour agrandir et modeler le cotyle, il ne manque jamais d'allonger les fléchisseurs de la jambe sur la cuisse par le procédé que nous avons décrit. Il recommence jusqu'à ce que toute résistance soit vaincue et c'est seulement alors que l'on peut songer, dit-il, à immobiliser le membre en vue d'un résultat efficace.

6° **Immobilisation.** — Cette phase de la technique se subdivise en plusieurs temps. Avant de fixer l'articulation dans une attitude appropriée, et de l'y maintenir avec un appareil, il faut apprécier jusqu'à quel point la réduction obtenue peut être stable.

*a*). — DEGRÉ DE STABILITÉ DE LA RÉDUCTION ET RECHERCHE DE LA POSITION A DONNER AU MEMBRE RÉDUIT. — Contrairement aux luxations traumatiques, qui n'offrent aucune difficulté pour la rétention, la luxation congénitale de la hanche se maintient difficilement réduite.

La réduction est tellement instable, qu'il est impossible de la maintenir si on laisse aller le membre en attitude normale, en « extension indifférente » selon l'expression de Lorenz.

La tension des muscles, la laxité de la capsule, la réplétion du cotyle et la disproportion des surfaces articulaires sont les causes de cette instabilité; nous avons indiqué les manœuvres capables de les amoindrir mais ce qu'il importe ensuite, c'est de placer le membre dans une *attitude telle que ces agents de reluxation soient incapables d'agir, ou deviennent des agents de maintien pour la réduction.*

Par exemple, l'insuffisance de l'appareil ligamenteux qui paraît être absolue et favoriser la reluxation dans l'extension indifférente, devient toute relative, dès que l'on donne à la cuisse une position qui utilise la tension élastique de certains ligaments capsulaires, pour presser plus fortement les surfaces articulaires l'une sur l'autre. L'articulation se trouve alors maintenue et cette contention est favorisée par l'appareil ligamenteux qui semblait tout d'abord insuffisant.

Le grand mérite de Lorenz est d'avoir, le premier, reconnu la nécessité de ces *forces de rétention* et, pour cela faire, d'avoir indiqué les positions à donner au membre avant le retour à l'attitude normale.

Une fois la tête réduite, on ne peut la conserver à sa nouvelle place, a dit Lorenz, qu'en mettant le membre en abduction et en flexion à 90°; dès que l'on diminue ces attitudes, la tête franchit le bord cotyloïdien et revient à la place anormale qu'elle occupait avant la réduction.

Lorenz s'écartait donc complètement de la méthode de Paci qui, à l'exemple de celle de Pravaz, plaçait immédiatement le membre en extension. Étant donné que ce dernier procédé empêchait toute rétention et que la technique proposée par Lorenz amenait de bons résultats, les positions indiquées par lui furent à peu près généralement acceptées et depuis lors des modifications, seulement, furent apportées à sa technique.

Nous allons essayer de préciser l'utilité de cette abduction et de cette flexion pour le maintien de la réduction et aussi d'indiquer quelle peut être la nécessité de
certaines rotations que plusieurs chirurgiens recom-
mandent.

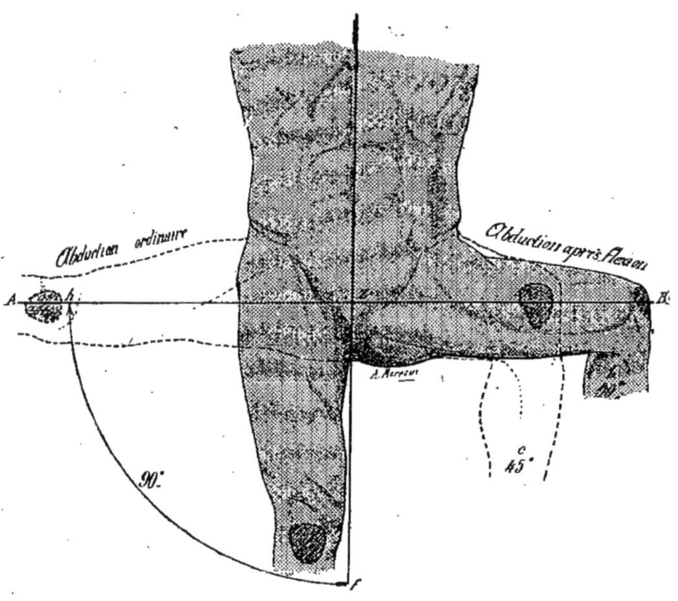


Fig. 5. — Abduction.

Du côté gauche de la figure le membre est porté en abduction ordinaire,
c'est-à-dire dans un plan parallèle au plan du papier ; en (h) le membre
est à 90° d'abduction et la rotule regarde en avant.
Du côté droit la cuisse est en abduction après flexion, abduction qui se
fait dans un plan perpendiculaire au papier et passant par AB, à 90° (b)
la rotule regarde en dehors. Au-delà de ZB, on fait de l'hyperten-
sion.

*Abduction et flexion.* — L'abduction dont nous par-
lons ne peut être séparée de la flexion car c'est une

abduction qui se fait seulement une fois le membre fléchi.

Alors que l'abduction pure, qui consiste à éloigner le membre de l'axe vertical du corps, se passe dans un plan parallèle au plan frontal ou dans le plan frontal lui-même, l'abduction appliquée pour le maintien de la tête réduite commence une fois le membre en flexion et se fait dans un plan transversal perpendiculaire à l'axe du corps et passant par les deux articulations coxo-fémorales (voir fig. 5, page 89).

*L'abduction, ainsi comprise, répond à l'indication première de la rétention : le maintien de la tête concentriquement à la cavité cotyloïde.*

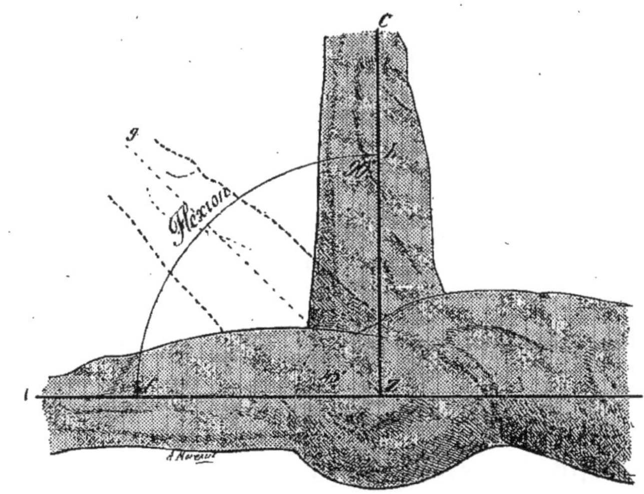

FiG. 6. — Flexion.
En (h) flexion à angle droit. En (g) demi-flexion (45°). Au delà de CZ, on entre en hyperflexion.

En effet la flexion qui la précède, faite dans un plan vertical parallèle à l'axe du corps (voir fig. 6), porte le col fémoral en haut et en arrière. Cette orientation est la bonne puisqu'elle place la tête exactement en regard du cotyle qui est tourné en bas et en avant à cause de son antéro-obliquité (voir p. 18).

L'extrémité inférieure du fémur, s'éloignant ensuite de l'axe du corps dans un plan bicotyloïdien par l'abduction que nous avons décrite, son extrémité supérieure s'en rapproche et la tête, bien placée en face le cotyle par la flexion, se trouve refoulée dans le fond de la cavité ; la coaptation est complète et le glissement sur le toit oblique est rendu impossible par la tension des muscles pelvifémoraux qui appliquent fortement les surfaces articulaires l'une sur l'autre.

Bien que la position d'abduction moyenne (voir fig. 5, 45°) permette, dit Lorenz, un contact plus étendu de la tête et du cotyle, l'abduction extrême (90°) garantit mieux de la reluxation parce qu'elle donne une adaptation plus concentrique. Aussi Lorenz conseille-t-il toujours une abduction plus forte que le degré minimum nécessaire pour que la réduction se maintienne.

L'abduction est à 90° quand le membre est parallèle au plan frontal ; dès qu'il passe en arrière de ce plan il entre en *hyperextension* (voir fig. 5, p. 89).

L'hyperextension, appliquée jadis par Lorenz dans beaucoup de cas, est aujourd'hui combattue par lui comme une cause fréquente de transpositions antérieures. On ne doit pas l'employer d'une façon générale ; mais lorsqu'il est indispensable pour la stabilité de la réduction de recourir à cette position extrême, il ne faut pas hésiter. C'est une position de nécessité dans les cas où la

tète pour être placée concentriquement au cotyle, a be-
soin d'être légèrement portée en avant et où la tension
des muscles contentifs n'est pas suffisante en abduction
à angle droit.

Par contre, certains chirurgiens (Lange, Calot) rédui-
sent toujours l'abduction le plus possible afin de ne pas
distendre la partie antérieure de la capsule ou de permettre un retour plus rapide à l'attitude normale. (Voir
page 110, fig. 10, 11, 12).

D'autres règlent l'abduction, uniquement sur le degré
de saillie que fait le bord postérieur du cotyle ; plus il
est proéminent, moins le nombre doit être porté en
dehors. Nous avons vu (page 19) qu'il fallait attacher
une grande importance à ce bourrelet postérieur ; mais
ce n'est pas lui seul qui assure la rétention.

En somme *il n'y a aucune règle fixe* et aucune indication immuable ; s'il est des cas où l'abduction ne doit
jamais être inférieure à 90°, il en est d'autres où elle
peut être plus faible.

*Le degré d'abduction doit être toujours et unique-
ment réglé sur le degré de stabilité de la réduction.* (Il
faut mettre le membre dans la position où l'articulation
paraît la plus solide.) *Il en est de même pour le degré
de flexion* ; alors que certaines réductions resteront
stables avec une abduction à 90° et une flexion à 70°, il
en est d'autres où la position de Lorenz (flexion à 90°)
sera indispensable.

*La rotation.* — Faut-il mettre le membre en rotation ?
Faut-il faire de la rotation externe ou de la rotation
interne ?

*Les divergences d'opinion sont ici multiples,* nous allons d'abord préciser ce que l'on entend exactement par ces positions de rotation et nous essaierons ensuite de déterminer quelles peuvent être leur utilité et leurs indications.

Lorsque le membre inférieur est en extension indifférente, l'axe transversal du genou est dans le plan frontal, si nous imprimons au membre un mouvement qui le fasse tourner selon son axe et qui porte l'axe transversal du genou dans un plan sagittal, nous avons fait de la rotation. Elle est externe quand la face antérieure de la rotule regarde en dehors et interne quand cette même face regarde en dedans.

Si maintenant nous portons le membre en abduction simple jusqu'à 90° (voir fig. 5, page 89), la rotule regarde en avant, pour la faire regarder en dehors il nous faut faire une rotation externe de 90°.

Or, lorsque la cuisse a été placée en abduction après avoir été mise en flexion, comme nous l'avons indiqué, l'axe transversal du genou est sagittal tout comme dans l'abduction ordinaire avec 90° de rotation externe. La position de Lorenz, flexion et abduction à 90°, (fig. 5. b.) reconnue comme nécessaire pour le maintien de la réduction semble donc contenir de la rotation externe.

Lorenz estime que cette rotation n'existe pas dans sa position. Pour faire de la rotation externe, dit-il, il faudrait amener la jambe fléchie en avant du plan frontal et en l'amenant en arrière de ce plan on ferait de la rotation interne : mais tant que le membre tout entier est dans un plan parallèle au plan de la table, *la position sagittale de l'axe transversal du genou est un attribut de l'abduction après flexion à angle droit et non un signe de rotation externe à 90° comme dans l'extension indifférente.*

Cette direction sagittale de l'axe du genou est nécessaire et favorable.

En effet considérons ce que devient la tête fémorale quand le genou prend cette orientation : En abduction simple de 90°, le membre est dans le plan frontal, l'axe transversal du genou est vertical et parallèle à l'axe du corps, la rotule regarde en avant et la tête du fémur, étant donné l'antéversion du col, regarde aussi en avant. Si l'on exécute alors une rotation externe de 90°, le fémur tourne, la tête se relève et se porte en haut contre le toit du cotyle, situation parfaite pour la rétention ; à ce moment l'axe du genou est devenu sagittal.

Cette position correspond donc à une situation favorable pour la tête et il n'est pas étonnant que l'attitude, (en *rotation indifférente* d'après Lorenz), flexion et abduction à 90°, soit très souvent capable de maintenir la réduction puisque l'axe transversal du genou est dirigé sagittalement dans cette position.

*La rotation externe* : Certains chirurgiens, estimant que l'abduction s'accompagne de rotation en dehors dès qu'elle dépasse 60° (Dreesmann), disent employer la rotation externe lorsqu'ils donnent au membre une position analogue à celle de Lorenz ou même quelque peu inférieure. Ceux-là ne font que reconnaître la nécessité de la position sagittale de l'axe du genou que

nous avons suffisamment expliquée et qui est indispensable dans certains cas.

Mais il en est d'autres qui reconnaissent comme obli-
gatoire la rotation externe, dans le sens même où l'entend Lorenz ; c'est-à-dire qu'après avoir porté le membre en flexion et en abduction il font tourner le fémur
de manière à ce que la jambe se porte en avant du plan
frontal.

Cette rotation en dehors, disent-ils, distend la paroi
antérieure de la capsule, agrandit ainsi la cavité articulaire et empêche toute interposition capsulaire entre
la tête et le cotyle (Brun, Broca).

Il est certain que dans *la luxation iliaque,* où la partie postérieure de la capsule est très distendue et où la
partie antérieure l'est peu ou point (voir page 29), il y
a tout intérêt à tendre cette dernière pour qu'elle augmente le contact de la tête et du cotyle et à rapprocher les insertions de la capsule postérieure afin qu'elle
se rétracte et maintienne à son tour la contention. C'est
ce que fait Lange en employant la rotation externe pour
les luxations au troisième degré. (Voir fig. 10, p. 110).

Il est au contraire des altérations anatomiques et des
variétés de luxations (antéversion, luxations suscotyloïdiennes) qui ne peuvent, en général, retirer aucun
bénéfice de cette technique. Lorsque, par exemple, l'extrémité supérieure de la diaphyse est déjà en torsion
externe, la rotation en dehors ne fera qu'éloigner davantage la tête du cotyle, ce qui est exactement le contraire
du résultat cherché.

La rotation externe ne doit donc pas être employée

aveuglément dans tous les cas ; mais lorsque la tête fémorale était fortement luxée en arrière, ce qui nous est nettement indiqué avant l'intervention par l'ascension considérable du trochanter, la rétraction musculaire, et la
radiographie (voir page 53), il faut placer le membre en
rotation en dehors afin d'éviter le retour de la tête vers
la région postérieure. D'ailleurs dans un cas semblable
lorsqu'on recherchera le degré de stabilité, on trouvera
de soi-même le degré de rotation nécessaire ; c'est seulement dans la position du degré voulu que la réduction
restera stable.

L'emploi de la *rotation interne*, qui se trouve quelquefois justifié dans certains cas d'antéversion extrême,
est très discuté par un grand nombre d'auteurs.

Dreesmann nie énergiquement la correction de l'antéversion ; il prétend que la rotation interne, en position d'abduction, dirige le col en bas et non en
arrière et le place parallèlement à l'acétabulum rendant
ainsi toute coaptation, de la tête et du cotyle, impossible.

Cette opinion est moins généralement admise que
celle qui reproche à la rotation en dedans *d'obliger à
réduire l'abduction*. Cela est surtout vrai si l'on considère l'abduction comme s'accompagnant de rotation
externe dès qu'elle dépasse 60° ; mais dans l'acception
de Lorenz (page 93), la rotation interne est compatible
même avec une abduction à 90. En réalité, une rotation en dedans, bien marquée, ne peut être obtenue
en abduction à angle droit.

Quoi qu'il en soit, l'immobilisation en rotation interne réunit quelques partisans :

Nové Josserand met le membre dans cette position dès le début de la rétention et l'y laisse jusqu'à la fin du traitement. Lorsqu'après la réduction, la stabilité de la tête réduite paraît très bonne, il place la cuisse en abduction à 50° et en rotation interne très accentuée ; si l'articulation semble moins solide, il fait une rotation plus faible ; mais ce n'est que dans les cas d'instabilité exagérée qu'il utilise un très léger degré de rotation externe.

Lange, toujours dans le but d'utiliser la tension capsulaire au bénéfice de la contention, emploie la rotation en dedans pour les luxations du premier degré, *luxations sus-cotyloïdiennes* (voir page 110, fig. 11). En faisant la rotation interne dans une luxation de cette variété, il tend la capsule postérieure qui est peu distendue et permet la rétraction de la capsule antérieure ; en outre il fait un peu d'hyperextension qui tend les pelvifémoraux et contient l'articulation en avant. La reluxation de la tête en arrière, qui se produit facilement sur le cadavre quand on pousse trop loin la rotation du fémur en dedans, est rendu impossible, dit Hoffa, chez le vivant à cause de la tension des parties molles.

Enfin quelques chirurgiens (Hendrix), considérant la diminution de l'abduction comme un avantage, immobilisent invariablement en rotation interne.

Ils attachent une très grande importance à la marche et placent le membre dans une attitude telle, qu'une correction minime permet d'arriver à l'extension indifférente.

Nous pensons que la marche malgré son utilité (voir page 104) ne peut être considérée que comme une indication d'ordre secondaire; le rapport concentrique de la tête et du cotyle restant toujours l'indication première pour une bonne rétention.

Aussi croyons-nous devoir réserver la rotation interne pour la deuxième position (voir page 105) alors que l'abduction pourra être diminuée sans compromettre la réduction. L'acheminement vers l'attitude normale demande ainsi une étape de plus mais on est assuré d'un résultat plus certain.

En résumé, *quoique la position à donner au membre pour l'immobilisation ne puisse être déterminée par aucune règle fixe, nous pouvons considérer comme indispensable l'abduction* et bannir comme fâcheux les procédés qui conseillent l'extension immédiate telle que la pratiquaient Pravaz et Paci.

La traction sur le fémur ne peut qu'empêcher le contact réciproque des surfaces articulaires et ce n'est pas avec une pelote pressant sur le grand trochanter que l'on peut espérer remédier à cet inconvénient. Aussi déconseillons-nous complètement les appareils de Petersen, Vogel, Reeves ainsi que les dispositions imaginées par Kirmisson pour maintenir l'extension dans l'appareil plâtré. Les plâtres, appliqués en position primaire d'abduction minimum et munis d'une fenêtre pour exercer une pression, soi-disant compensatrice, sur le grand trochanter, ne doivent pas être davantage préconisés.

Ces réserves faites, nous dirons avec Redard qu'il n'y a point de règle invariable mais que l'on doit toujours « *rechercher la meilleure position possible, compatible avec le maintien de la réduction et le creusement du cotyle*, en évitant toutefois les attitudes exagérées qui placent mal la tête fémorale dans le cotyle (1). » Le plus souvent on immobilise dans la position de Lorenz (abduction et flexion à 90°. Rotation indifférente) ; mais d'autres fois on s'écarte tout à fait de cette attitude et l'on fait de la rotation.

L'examen radiographique après la réduction montre la nouvelle situation occupée par la tête et peut rendre compte parfaitement de la meilleure position à donner au membre pour que *cette tête se place concentrique-ment au cotyle.*

C'est là, nous le répétons, le but que ne doit jamais perdre de vue l'opérateur. Il y est parvenu quand il a trouvé la position qui donne le plus de stabilité à la réduction ; mais *cette position est aussi variée que les altérations anatomiques qui les déterminent.*

*b). —* CONTENTION DU MEMBRE ET MAINTIEN DE LA RÉ-DUCTION EN BONNE ATTITUDE PAR UN APPAREIL.

L'appareil plâtré, se moulant très exactement sur le sujet, réunit toutes les qualités pour le maintien de la réduction et le creusement du cotyle.

Nous décrirons en détail la technique qui doit di-

1. Redard. Communication au *XVIII° Congrès de chirurgie*. Paris, 1905.

riger la confection de ce plâtre ; c'est d'elle en effet que dépendent la plupart des mécomptes, quand elle a été négligée.

On met à l'enfant un *caleçon en coton (Jersey)* ; ce tissu applique très bien sur la peau et il est de beaucoup préférable aux enroulements d'ouate qui se tassent au bout d'un certain temps et ne contiennent plus les parties immobilisées. Sur la région sacrée, les épines iliaques, les condyles fémoraux et l'abdomen on étend une légère couche d'ouate collée, sans exagérer, simplement dans le but de matelasser un peu les saillies osseuses et d'éviter la compression abdominale.

La peau ainsi protégée, on peut appliquer le spica plâtré. Le sujet est allongé au-dessus de la table d'opération, supporté au niveau des épaules par un coussin dur et au niveau du sacrum par un pelvi-support. Ces appareils en forme de selle de bicyclette sont multiples ; il y en a de très compliqués avec des combinaisons pour maintenir le membre et exercer sur lui une forte traction ; il vaut mieux confier ce soin à un aide qui tire fortement au niveau du genou en plaçant bien la cuisse dans la position d'immobilisation choisie et en évitant de la déranger de quelque façon que ce soit pendant que le chirurgien applique le plâtre.

Pour les limites à donner à l'appareil, les opinions sont très partagées. Les uns le préconisent court, les autres lui font embrasser tout le membre.

En réalité l'appareil qui descend jusqu'aux orteils (Müller, Calot) est celui qui immobilise le mieux l'articulation et il peut être utile dans certains cas de réduction très instable. Mais l'appareil qui n'arrive que jusqu'au genou, lorsqu'il est bien fait, contient aussi correctement le membre et ne le condamne pas à une immobilité complète.

Aussi conseillons-nous d'arrêter les plâtres au-des-

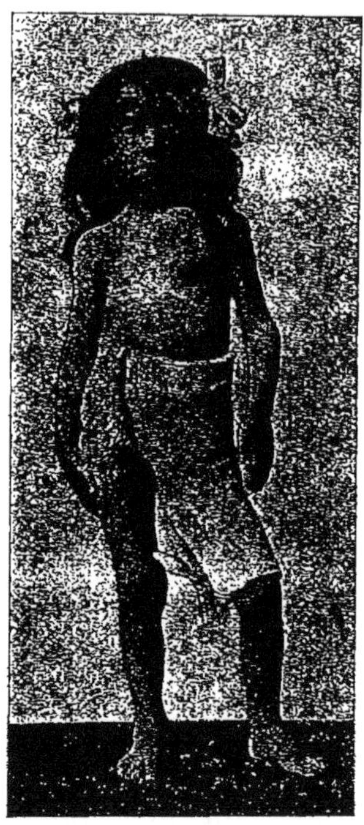

Fig. 7. — Appareil plâtré pour luxation unilatérale (Cas facile, abduction et flexion moyennes).

sus du genou en formant de petites ailettes latérales. Par en haut, l'on fait arriver la ceinture plâtrée jusqu'à l'ombilic (fig. 7) plutôt que de l'arrêter au niveau des crêtes iliaques comme le conseille Lorenz.

L'appareil est solide et court. M. Redard le fait seulement descendre jusqu'au pied dans les cas où la cuisse demande à être immobilisée en rotation interne. Il est opposé aux plâtres qui s'arrêtent à mi-jambe parce qu'immobilisant le genou, ils gênent la marche et n'offrent pas les avantages des longs appareils.

Pour faire le spica on se sert de bandes de tarlatane préalablement plâtrées que l'on plonge dans de l'eau tiède. Lorsqu'il ne se dégage plus de bulles d'air, il faut retirer la bande et exprimer légèrement l'eau qu'elle contient.

Ensuite on entoure le membre et le bassin comme avec une bande ordinaire ; mais en évitant de faire des plis et en s'abstenant de toute pression et de toute traction. On ne fait jamais de renversés, il vaut mieux couper la bande et repartir en donnant aux circulaires la direction voulue. Ceux-ci doivent être étagés régulièrement de manière à ce que chacun recouvre les deux tiers du précédent ; avec la main légèrement mouillée on frotte, on étend circulairement le plâtre pour faire bien adhérer les tours de bandes sur les contours du membre. Il faut passer plus souvent au niveau de la région coxofémorale pour qu'en cet endroit l'appareil soit très solide.

*Au moyen de pressions manuelles on donne à l'appareil des points d'appui :* Embrassant le tronc avec les deux mains, on modèle avec les paumes le plâtre sur les contours du bassin, au-dessus des crêtes iliaques ; on fait de même dans le pli de l'aine et au niveau des condyles fémoraux. En arrière du grand trochanter on imprime une forte dépression qui, à la face interne de l'appareil, forme une saillie capable de maintenir l'extrémité supérieure du fémur à sa bonne place.

Ces pressions, qui appliquent bien l'appareil en le moulant exactement sur le sujet, aident beaucoup à la contention car elles comblent tous les vides qui permettraient au membre de se mouvoir. Il faut les faire avec douceur et sans trop de force car elles pourraient contusionner les parties molles et occasionner des eschares.

Losque le plâtre est dur, on émonde, par petites tranches, avec une serpette bien tranchante, les portions de l'appareil qui dépassent les limites fixées. On régularise les bords et l'on relève avec le manche ce qui risquerait de comprimer fâcheusement les tissus. Au niveau de la région génitale on fait une large échancrure.

Les bords du maillot qui dépassent l'appareil sont relevés, rabattus, forment bordure, et quelquefois dans les appareils courts peuvent recouvrir toute la surface externe du plâtre.

Pour permettre le nettoyage de la peau, M. Redard glisse sous le maillot avant la pose du spica une bande de gaze souple ; les deux bouts en sont ensuite attachés et par des mouvements de va-et-vient, on peut, au moyen de cette gaze, frotter la peau sous l'appareil plâtré (voir fig. 7, page 101).

*Il est tout à fait inutile de renforcer le plâtre* avec des lamelles de bois ou des attelles métalliques, la solidité de l'appareil est bien suffisante quand il a été correctement confectionné et l'interposition de ces lames loin de le consolider l'affaiblit et l'expose à des cassures.

Certains orthopédistes (Frœlich, Narath) croient né-cessaire de prendre dans l'appareil plâtré le membre sain, afin de l'immobiliser et de pouvoir fixer sur lui le membre malade au moyen d'une petite baguette de bois qui les réunit tous deux au-dessus du genou. (Voir fig. 13 et 15 pages 110 et 111.) Ce procédé peut avoir du bon dans les cas de réduction très instable ; mais il est peu pratique pour le creusement du cotyle puisqu'il condamne le sujet à l'immobilité complète.

*c)*. — Nécessité de la marche. — Durée de la con-tention et deuxième position.

*Il n'y a pas encore ici de règle fixe.*

Il faut que l'articulation réduite ne se reluxe pas ; mais il faut aussi que la reconstitution articulaire puisse se faire convenablement. Pour faciliter ce dernier point il est nécessaire que le malade puisse marcher.

En effet l'action musculaire et la pesanteur aident la tête fémorale qui par sa présence seule ne pourrait diriger la croissance du cotyle. La « charge fonction-nelle », selon l'expression de Lorenz, creuse, élargit la cavité, consolide la situation obtenue par la réduction ; et *l'adaptation fonctionnelle se fait d'autant mieux que la fonction de l'articulation est mieux permise.*

De plus la surcharge de la cavité par le poids du corps est un moyen certain de contention car la tête fémorale est fortement appuyée sur le cotyle, et la meil-leure « *méthode de maintien de la reposition*, dit Lorenz, *doit être une méthode de compression.* »

Aussi dès que la coxite inflammatoire, causée par les manœuvres réductrices, est éteinte, nous conseillons de permettre la marche contrairement à l'opinion de certains auteurs (Brun, Calot) qui l'accusent de favoriser les transpositions et les reluxations. Ils considèrent, disent-ils, la fixation comme un résultat de l'inflammation post-opératoire et non comme le fait de la pression et de la charge fonctionnelle ; aussi laissent-ils leurs malades au lit ou tout au moins au repos complet durant toute la durée du traitement.

Quelquefois *cette immobilisation complète peut être nécessaire, mais dans certains cas seulement*, et durant quelques semaines. M. Redard agit ainsi lorsque la stabilité de la réduction paraît mal assurée et que la marche semble devoir la compromettre.

Pour ce qui est de la correction de l'attitude anormale donnée au membre dans l'appareil plâtré, la plupart des auteurs conseillent l'amélioration graduée. En effet il vaut toujours mieux se rapprocher petit à petit de la verticale plutôt que de chercher à l'atteindre en une seule fois ; le chemin à parcourir sera d'autant moins long que la position initiale sera moins éloignée de la normale. Or nous savons combien les indications sont variables pour cette première position et nous pouvons dire qu'*il est impossible, par avance, d'indiquer le nombre d'appareils nécessaires et les périodes de contention.*

Il est des cas où un seul appareil peut suffire et d'autres, où la difficulté de ramener le membre vers la verticale, en évitant la reluxation, oblige à poser plusieurs

plâtres successifs. Tout cela dépend de l'état anatomique de l'articulation et de la position dans laquelle on
a dû l'immobiliser.

Si après l'enlèvement de l'appareil, nous trouvons
chez un patient une articulation très rigide et chez un
autre une bonne immobilisation avec toutefois une certaine laxité capable de permettre à la tête de sortir facilement du cotyle après une diminution de l'abduction,
il est évident que la technique à suivre sera différente
pour l'un et pour l'autre.

Dans le premier cas le membre peut être mis en
demi-abduction, la correction peut être faite; et même,
si le cas tout à fait favorable et exceptionnel, elle
peut être complète, le membre étant ramené d'emblée
à l'extension indifférente.

Au contraire dans le cas de réduction encore instable, il faut diminuer l'abduction avec beaucoup de
ménagements et quelquefois même replacer le membre
dans une attitude semblable à celle qu'il avait dans le
premier appareil.

La diminution de l'abduction une fois produite, si
l'articulation est solide, il est souvent nécessaire de
faire un peu de rotation interne. L'abduction moyenne
en effet, quand il y a une forte antéversion, tend à placer le col fémoral selon un plan sagittal, orientation
contraire au maintien de la réduction ; et pour corriger
cette tendance il faut un certain degré de rotation en
dedans qui met le col dans un plan frontal et dirige la
tête vers le cotyle malgré l'abduction moyenne. (Nous
avons vu que cette opinion avait été contredite (page 96).

En somme *lorsque les rapports des surfaces articulaires sont favorables*, c'est-à-dire lorsque sur la radiographie la tête du fémur et la cavité sont placées bien concentriquement, lorsque le rebord supérieur du cotyle tend à reformer un toit et l'antéversion du col à se corriger, *on peut de beaucoup diminuer l'attitude anormale et placer en deuxième position : flexion et abduction amoindries, rotation interne.* (Voir fig. 14, p. 111).

Le nouvel appareil plâtré qui maintient cette position est appliqué selon la technique ordinaire. Dans les cas faciles il s'arrête au-dessus du genou, mais dans les cas difficiles, où la correction ne peut être qu'ébauchée à cause de l'instabilité, on le fait descendre jusqu'au pied.

*Combien de temps doit-on laisser le premier appareil?* — Lorenz donne à la première période de contention une durée d'environ trois mois ; Redard, tout en s'efforçant de la réduire le plus possible, ne perd jamais de vue les indications cliniques et anatomiques qui doivent avant tout la déterminer.

Il se base d'abord sur *l'âge du sujet* (des luxations jeunes pouvant être complètement guéries après un seul appareil), puis sur le *degré de stabilité* et la *variété de la luxation,* certaines nécessitant une contention de six à huit mois pour que la consolidation soit complète.

*Le second appareil laissé en place en général deux mois* est quelquefois remplacé par un troisième quand après cette deuxième période d'immobilisation le membre ne peut être encore ramené sans danger à la verticale.

Dans ces dernières années Redard a ordonné dans la plupart des cas une *période plâtrée totale  de trois à six mois sous un, deux et quelquefois trois appareils.* Après chaque étape il a fait faire l'examen radiographique ; les différents clichés ont montré que l'excellence des résultats anatomiques n'est pas toujours en rapport avec la durée de la contention. Une réduction instable sera parfois peu modifiée par une immobilisation même très prolongée, et une réduction véritable peut persister même après une rétention de courte durée. Ces faits nous permettent de dire que *d'une façon générale la durée de la contention peut être réduite à son minimum.*

Rappelons en outre que la marche est utile pour le creusement et le modelage du cotyle ; l'immobilisation absolue favorisant au contraire la dégénérescence musculaire et la raideur articulaire, des fractures du col et de la diaphyse se produisant presque fatalement lorsqu'on mobilise une articulation trop longtemps privée de sa « charge fonctionnelle ».

# POSITIONS DIVERSES

## D'IMMOBILISATION

### DANS

# L'APPAREIL PLATRÉ [1]

(1). Tableau inédit que M. Redard a bien voulu nous confier et qu'il destine à une prochaine publication.

## LUXATIONS UNILATÉRALES (*Première position*)

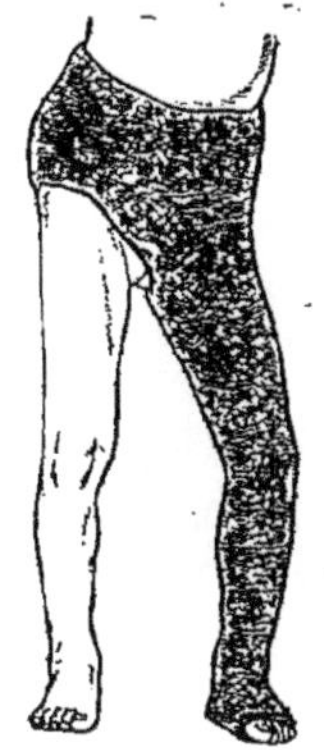

Fig. 8.—Paci (*Extension, légère abduction*).

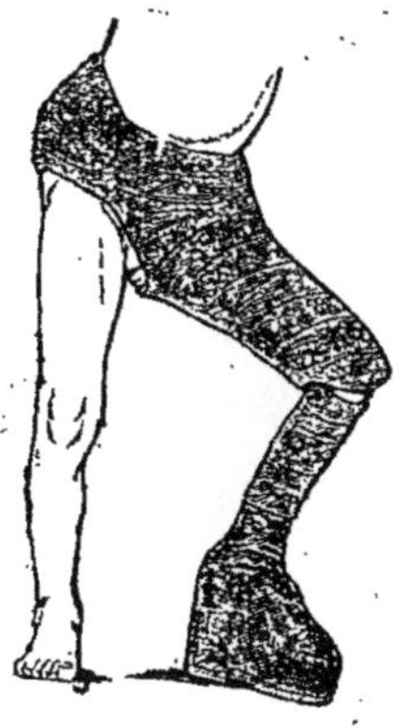

Fig. 9. — Lorenz (*Flexion et abduction à 90°. Rotation indifférente*).

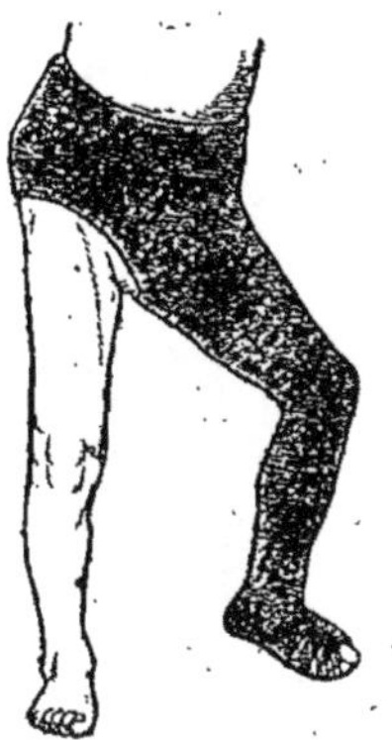

Fig. 10. — Lange (*Abduction et rotation externe, la jambe est portée en avant. Luxations iliaques*).

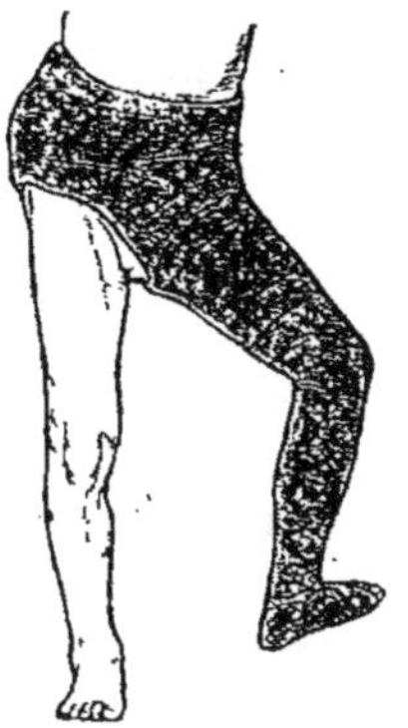

Fig. 11. — Lange (*Abduction et rotation interne, la jambe est portée en arrière. Luxations sus-cotyloïdiennes*).

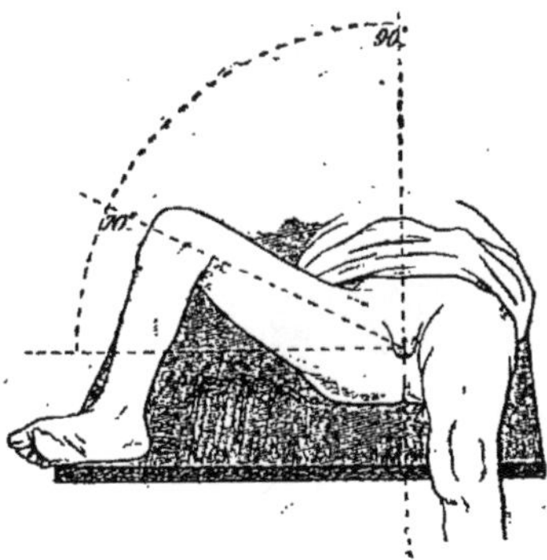


Fig. 12. — Calot (*Abduction et flexion à 70°*).

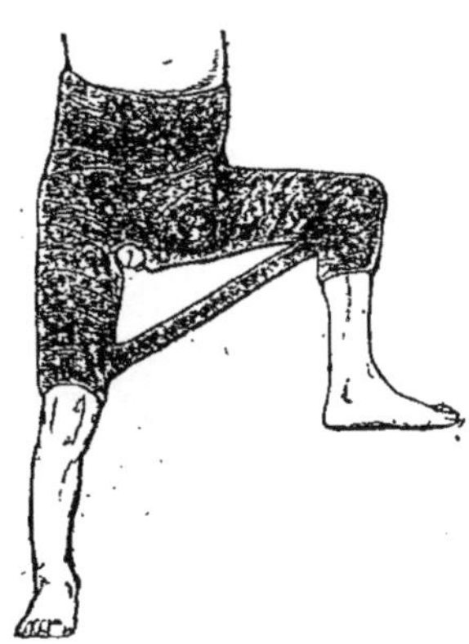

Fig. 13.—Narath (*Abduction à 100°. Rotation indifférente.*)

## LUXATIONS UNILATÉRALES (*Deuxième position*).

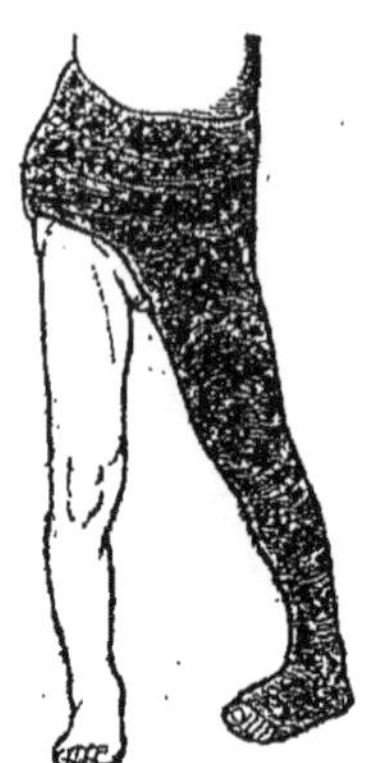

Fig. 14. — Lorenz (*Abduction diminuée et rotation interne*).

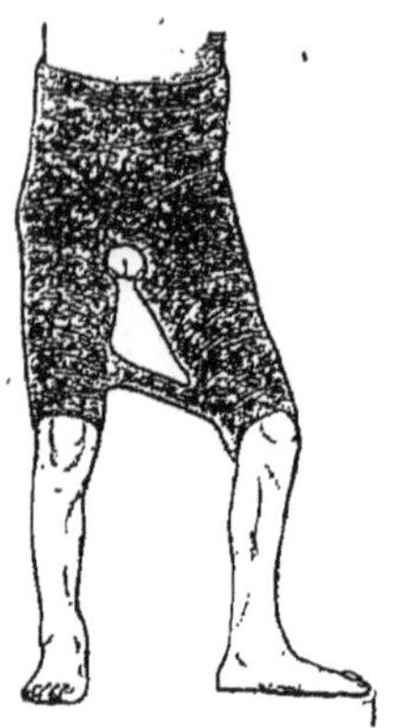

Fig. 15. — Narath.

## LUXATIONS BILATÉRALES

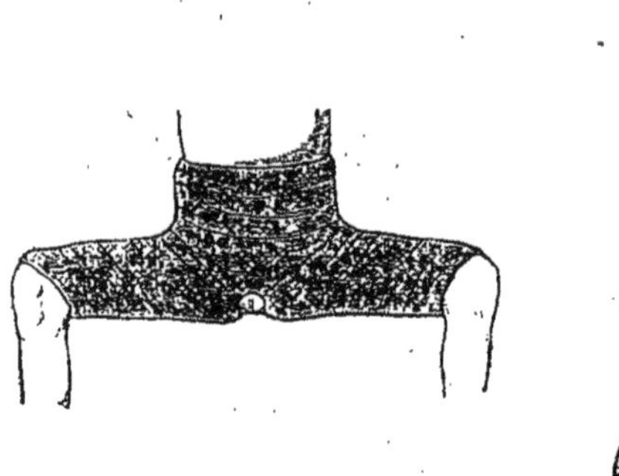

Fig. 16. — Lorenz (*1re position*).

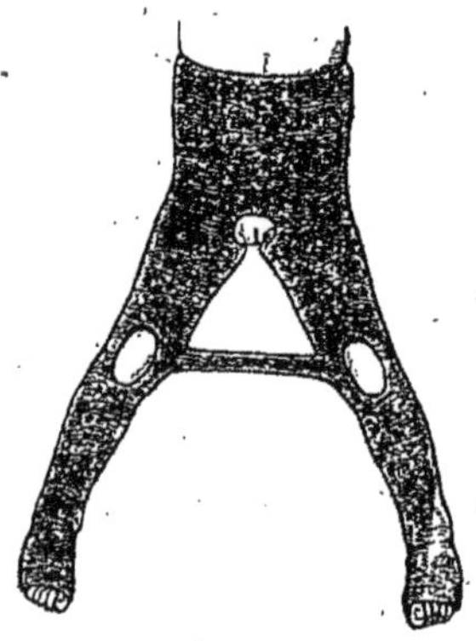

Fig. 17. — Lorenz (*2e position*).

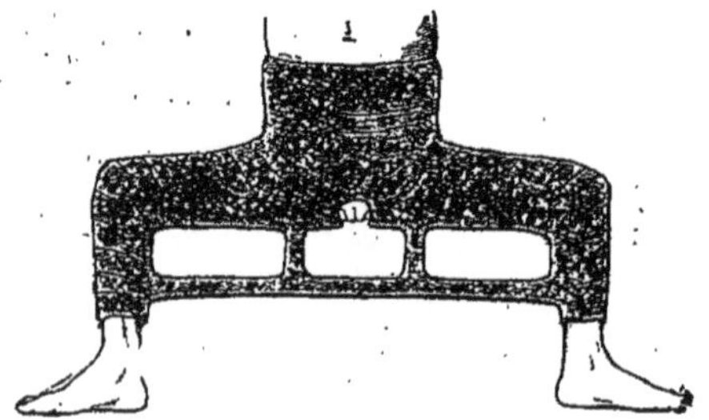

Fig. 18. — Narath (*1re position*).

# CHAPITRE III

## A). — Accidents.

La réduction non sanglante de la luxation congénitale de la hanche n'est pas toujours une intervention dénuée de complications fâcheuses et l'on a signalé de nombreux accidents survenus soit au cours de l'opération elle-même, soit dans la suite.

1° Pendant l'intervention. — Les accidents causés par l'anesthésie ne sont à craindre que lorsqu'on recourt à la narcose complète, elle n'est utile, avons-nous dit, que dans les cas de réduction difficile et l'on peut d'ailleurs éviter bien des ennuis en employant des appareils qui mélangent l'air ou l'oxygène au chloroforme. Nous avons vu Redard se servir avec avantage de l'appareil Roth Draeger (oxygène et chloroforme en proportions données): la période d'excitation est très courte et souvent absente; jamais on n'observe de *syncopes soudaines* au début de l'anesthésie, ce qui est le plus à redouter chez les jeunes enfants.

Souvent c'est à la violence, seule, qu'il faut attribuer tous les accidents qui surviennent au cours de la réduction.

Le plus fréquent est la *fracture du fémur*, elle se produit en des points très variables :

En général c'est une fracture du col survenant au moment où l'on exécute la manœuvre du levier, si l'on n'a pas le soin de tirer assez sur le fémur pour ne pas presser la tête sur l'os iliaque ou si l'on emploie sans prudence le coin de Lorenz.

La fracture sous-trochantérienne et la fracture de la diaphyse, au tiers supérieur ou au tiers moyen, ont été aussi observées.

Ces fractures sont particulièrement à redouter lorsque le membre a été préalablement immobilisé par l'extension préparatoire et que les os, par suite de cette immobilisation, se sont, en partie, décalcifiés et sont devenus fragiles. Mais, c'est presque toujours après un effort brutal pour réduire, à la suite d'une manœuvre de force ou d'une traction instrumentale violente, que ces accidents se produisent ; aussi, ne saurions-nous trop conseiller de bannir entièrement de la technique ordinaire tous les procédés qui nécessitent l'emploi aveugle de la violence. Le coin de bois, les appareils à traction puissante tels que la vis de Lorenz, et les méthodes qui exigent des mouvements forcés (*réduction par le bord inférieur ; manœuvre de la pompe de Hoffa*) doivent être considérés comme des procédés d'exception. Nous avons indiqué au cours de l'étude de la technique comment on pouvait éviter d'y recourir.

*Les déchirures de la vulve et de l'urèthre* qui ont été

signalées par quelques auteurs, sont aussi le résultat de manœuvres brutales et sans mesure.

2° ACCIDENTS CONSÉCUTIFS. — Ils sont immédiats ou tardifs. Parmi les accidents immédiats, le plus fréquent est *l'hématome* du pli de l'aine. Cet hématome, qui est très léger et ne se produit que rarement lorsqu'on a procédé à l'élongation des muscles adducteurs avec la douceur et la prudence que nous avons recommandées, peut devenir très important et s'étendre jusqu'aux grandes lèvres, lorsqu'on a employé des manœuvres des tructives, telles que le myorrhexis.

*Les paralysies* par distension nerveuse sont surtout observées après les réductions qui ont été faites en employant des attitudes exagérées; c'est ainsi que la flexion forcée au cours de la réduction par le bord inférièur amène souvent une distension du nerf sciatique. Il faut aussi veiller à ne pas comprimer le sciatique poplité externe lorsqu'on fait l'extension en enserrant le genou, et le grand sciatique lorsqu'on utilise la manœuvre du levier.

Les mouvements d'extension brusque et surtout d'hyperextension ont amené, dans quelques cas, des *ruptures vasculaires*.

Quant aux *escharres* se produisant dans l'appareil, elles résultent uniquement d'un défaut de technique dans l'application du plâtre. Si après avoir mis le maillot, on a le soin de protéger les saillies osseuses avec un peu d'ouate, on évite toujours cet accident.

*L'état général* du petit malade, qui est d'ordinaire très satisfaisant après une intervention bien réglée, peut s'altérer dans certains cas : la douleur persiste long-temps après l'intervention, l'enfant est agité, dort mal ; on observe quelquefois du délire, et avec cela la température peut s'élever jusqu'à 40° et faire croire au réveil d'un foyer coxotuberculeux.

Tous ces accidents généraux ne sont en général que le résultat d'un shock opératoire très violent, à la suite d'une réduction ayant employé la force et la brutalité.

Parmi les accidents tardifs nous signalerons *la hernie inguinale*, qui se produit surtout chez les enfants qui ont eu leur paroi abdominale affaiblie par suite de la destruction des parties molles au cours d'une intervention faite sans prudence.

*L'ankylose* du membre, qui est une complication gênante lorsqu'elle est unilatérale, devient une cause d'impotence complète lorsqu'elle frappe les deux côtés dans une luxation double. Le seul moyen de l'éviter, c'est de réduire au minimum nécessaire la période d'immobilisation et de faire avec beaucoup de soin la mobilisation passive et active du membre quand il est sorti de l'appareil. Nous verrons quelle importance il faut attacher à ce traitement consécutif.

*Les fractures tardives du fémur* sont très rares ; Caubet en a signalé quelques cas. Elles doivent être attribuées à un défaut de nutrition de l'os; et nous estimons que l'absence de la « charge fonctionnelle » peut être pour beaucoup dans ses altérations ; aussi croyons-nous voir là une indication de plus pour la nécessité de la marche au cours de la contention.

En somme, la plupart des accidents observés, pendant ou après la réduction non sanglante, semblent résulter uniquement de l'emploi d'une mauvaise technique, c'est-à-dire de l'application brutale et mal réglée de manœuvres de force qui doivent être abandonnées ou réservées à des cas tout à fait exceptionnels.

En employant une technique, appropriée à chaque cas, en bannissant toute violence et en usant au contraire de douceur, de prudence et de persévérance, comme nous l'avons toujours vu faire à notre maître Redard, on peut n'avoir jamais à déplorer le moindre accident.

**B). — Technique à adopter dans le cas de reluxations.**

Lorsque pendant la contention sous le plâtre on s'aperçoit par l'examen radiographique que la tête fémorale a quitté le cotyle, il ne faut pas hésiter à sortir l'appareil et à faire à nouveau la réduction.

Le plus souvent c'est seulement à l'ablation du premier appareil que l'on constate la transposition ; dans ce cas, on renonce bien entendu à la correction de l'attitude anormale que l'on se proposait de tenter et l'on corrige simplement la reluxation en recommençant les manœuvres réductrices et replaçant ensuite le membre en première position.

Quand on trouve la tête fémorale faisant une très forte saillie en avant dans le pli de l'aine c'est qu'elle s'est luxée sur la branche horizontale du pubis. Cette luxation pubienne est devenue plus rare depuis que l'on emploie moins l'hyperextension dans la position d'immobilisation.

En général il est facile de faire la *réduction de ces transpositions antérieures,* même sans anesthésie :

On porte le membre en flexion, tout en diminuant l'abduction, et l'on presse d'avant en arrière sur la tête dans la direction de la cavité cotyloïde.

La fixation dans l'appareil plâtré doit être faite le membre étant fléchi et mis dans une abduction un peu inférieure à 90°.

*Lorsque la transposition s'est faite en arrière ou en haut,* il n'y a pas de règles spéciales pour la réduction, il suffit d'employer toutes les manœuvres réductrices qui servent à la reposition de la tète dans les luxations postérieures et suscotyloïdiennes. On immobilise de même en s'efforçant toutefois de rechercher avec le plus grand soin la position la plus favorable pour éviter une nouvelle reluxation.

Il est des cas où pour combattre la menace d'une transposition il faut placer le membre dans une attitude extrême qui s'appelle *l'abduction négative.*

Cette position, toute de nécessité, commence à se dessiner au moment où le membre étant en flexion et abduction à 90" on le rapproche du tronc en le fléchissant vers l'axe du corps sans quitter le plan frontal. En accentuant ce mouvement on arrive à sa limite: la cuisse est verticalement accolée au tronc, le genou est dans l'aisselle, c'est ce que l'on appelle *l'abduction axillaire.*

Weendorff place la cuisse dans cette attitude « au port d'arme » dans les cas où l'absence du rebord cotyloïdien postérieur, la laxité extrême de la partie supérieure de la capsule ou la présence d'un ligament rond rendent probable une transposition.

L'abduction axillaire place en effet concentriquement la tête et la cavité et empêche cette première de se déplacer en haut et en arrière, quel que soit l'état pathologique du bord postérieur du cotyle.

Elle rapproche les insertions de la capsule supérieure et l'oblige à se rétracter et, s'il y a un ligament rond, il peut se placer en dehors des surfaces articulaires et ne gêne pas leur contact.

Enfin un grand avantage de l'abduction négative paraît être le relâchement du ligament iliofémoral qui se rétracte au cours de la première immobilisation et maintient fortement pressées l'une sur l'autre les surfaces articulaires lorsque ultérieurement on diminue l'abduction.

Toutefois l'*abduction axillaire doit être d'un emploi très limité* parce qu'elle place le membre dans une attitude où la marche est complètement impossible et retarde considérablement le retour à la position normale, allongeant d'autant la durée du traitement.

Elle est indiquée surtout dans les cas où une très forte antéversion du col, incorrigible par l'abduction et la rotation interne, provoque une forte transposition en haut et en avant. Narath emploie souvent dans ces cas un faible degré d'abduction négative. (Abduction à 100, fig. 13, page 110).

L'appareil plâtré qui maintient le membre en abduction axillaire embrasse le tronc et la cuisse, les tours de bandes passant en même temps sur l'un et sur l'autre. On le laisse environ six semaines et on le remplace alors par un troisième appareil qui fixe le membre en abduction à angle droit tout comme le premier avant la transposition.

En résumé, *dès que l'on a diagnostiqué une reluxation, il faut refaire la réduction* et immobiliser, soit dans une des positions habituelles, soit dans une position de nécessité comme l'abduction négative.

# CHAPITRE IV

## RÉPARATION

**1° Traitement consécutif.** — Une fois le membre libéré de tout appareil, pour achever la réparation de l'articulation et le retour à l'intégrité de sa fonction, il faut soumettre le malade à un traitement approprié.

Pour certains chirurgiens (Calot), « les mouvements doivent revenir et reviendront tout seuls. » Aussi sont-ils opposés à toute mobilisation de la hanche réduite, ils permettent le massage, les bains, puis la marche, mais ne font rien de plus si ce n'est de l'immobilisation la nuit dans certaines attitudes. Cette technique peut jusqu'à un certain point prévenir les positions vicieuses mais elle ne saurait faire disparaître la raideur articulaire consécutive à la contention, ni fortifier la musculature.

M. Redard, avec beaucoup d'autres, est partisan de la *mobilisation au cours du traitement consécutif*.

L'enfant, après l'ablation du dernier appareil plâtré,

est laissé quelques jours au repos, puis on commence le *massage des fessiers et des muscles de la cuisse* sous ses différentes formes (effleurage, pétrissage, tapotement) ; pour fortifier les tissus et diminuer la contracture musculaire. On mobilise ensuite très prudemment l'articulation de la hanche en lui faisant exécuter *des mouvements passifs* d'abduction et de flexion, d'adduction et de rotation interne ; lorsque l'appareil descendait au-dessous du genou, il faut rendre à cette articulation toute sa souplesse en étendant et fléchissant à plusieurs reprises la jambe sur la cuisse.

La *mobilisation active* est obtenue par des exercices de gymnastique appropriés : Le sujet étant couché sur le dos, on lui fait porter le membre en dehors aussi loin que possible de l'axe du corps ; puis le plaçant sur le ventre, on lui fait encore exécuter ce même mouvement. A cette abduction qui doit être lente et exactement développée dans le plan transversal on ajoute des mouvements d'adduction ; l'enfant, bien maintenu sur le lit, en décubitus dorsal ou ventral, s'efforce de rapprocher le plus possible le membre guéri du membre sain.

Le chirurgien peut, avec sa main placée au niveau du pied ou du genou, rendre l'effort musculaire plus grand en opposant une certaine résistance. Les exercices d'abduction active dans la station debout sont aussi très favorables.

Chez les sujets âgés, la raideur articulaire étant très prononcée, la mobilisation doit être prudente et l'on a tout avantage à l'associer à la *mécanothérapie*.

Dans les cas ordinaires cette raideur cède à la mobilisation manuelle et l'on permet la marche dès que l'articulation s'est un peu assouplie.

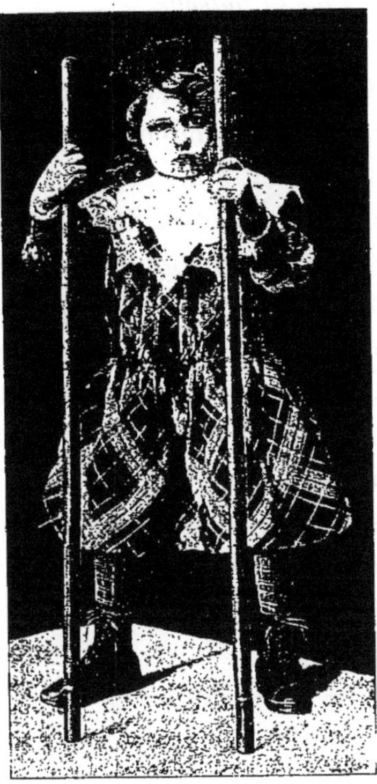

Fig. 19. — Marche avec deux longues cannes.

L'enfant fait ses premiers pas avec l'aide de quelqu'un, puis va tout seul en s'appuyant sur deux longues cannes qui sont de sa taille et qu'il tient en avant de lui au niveau de ses épaules (fig. 19). Petit à petit la marche s'améliore, mais longtemps la démarche reste un peu disgracieuse ; parfois l'enfant présente un balancement notable, il paraît boiter mais il n'en est rien, l'oscillation est seulement dans l'épaule et cette sorte de tic ne disparaît qu'avec le temps à mesure que se fait une véritable *rééducation de la marche*.

Une attitude vicieuse fréquente, c'est la rotation externe du pied, il faut attirer l'attention du sujet sur ce fait et l'inviter à lutter de lui-même contre cette tendance. Il arrive souvent à la corriger ; mais il est des cas rebelles où l'on ne peut se dispenser d'une attelle qui maintient le pied en rotation en dedans.

Quant à l'abduction qui persiste quelque temps et gêne beaucoup la marche, elle se corrige très facilement dès que la musculature est redevenue suffisante.

Pour rendre à cette dernière toute sa valeur, il faut associer au massage *l'hydrothérapie* et *l'électrisation* des muscles de la cuisse et des fessiers.

Après *huit à dix mois* de ce traitement et de cette surveillance la guérison doit être définitive.

2° **Résultats.** — *a).* — AU POINT DE VUE ANATOMIQUE, depuis que les constatations anatomo-pathologiques et radiographiques ont permis d'améliorer la technique et d'employer non plus des procédés aveugles mais des méthodes raisonnées, les résultats, obtenus par l'intervention non sanglante, sont des plus satisfaisants.

*La réduction vraie est très fréquente* chez les jeunes sujets et les clichés radiographiques en sont une preuve certaine.

La radiographie stéréoscopique rend à ce point de vue de très précieux services, elle donne des images nettes semblables à l'objet réel avec tout le relief, la superposition des plans et les différences de profondeur, qui indiquent la situation et la direction exacte des surfaces articulaires.

Dans le cas de réduction véritable, elle montre distinctement les deux fémurs revenus dans le même plan la tête fémorale ayant repris son orientation normale et se trouvant en bonne position dans un cotyle devenu profond et souvent bien abrité par un toit articulaire résistant. Le col a gagné en longueur, a corrigé son antéversion, la tête et la cavité ont retrouvé leur forme normale ; en un mot, *par adaptation fonctionnelle l'articulation s'est reconstituée.*

Les *transpositions*, rarement constatées primitivement sont le plus souvent secondaires et se produisent toujours chez des enfants âgés à la suite de fausses manœuvres réductrices ou de contention imparfaite dans les appareils plâtrés.

La reluxation en arrière est assez rare ; mais la transposition en avant est fréquente lorsque la réduction a nécessité trop de violence et que l'abduction ou la rotation externe ont été trop accentuées.

Dans tous ces cas la radiographie est un juge infaillible car elle indique alors la situation défectueuse de la tête fémorale ; elle permet en outre de décider par quelles manœuvres on devra corriger la reluxation (Voir page 116).

Les derniers résultats obtenus démontrent qu'une bonne technique a une influence manifeste sur la proportion des réductions vraies ; et nous pouvons dire

que la méthode de Redard, en se basant sur l'observa-
tion radiographique pour donner au membre la position
la plus favorable et en s'adjoignant des soins consécutifs très sérieux, augmente de beaucoup la fréquence
des réconstitutions articulaires.

*b).* — AU POINT DE VUE FONCTIONNEL, les résultats ne
sont pas moins excellents ; ils dépendent surtout des
soins donnés après la contention.

Dans certains cas de luxations unilatérales bien mo-
bilisés et bien massés, les sujets marchent d'une façon
tout à fait normale sans la moindre boiterie et avec
facilité.

Chez ceux, pour qui la mobilisation et la surveillance
ont été moins parfaites, on observe une démarche assez
satisfaisante quoique légèrement disgracieuse, avec un
peu de raideur mais sans claudication.

Certains enfants manifestent de la fatigue, quand la
marche est trop prolongée, et présentent alors un peu
de balancement.

Quelques-uns, enfin, gardent un raccourcissement
permanent avec laxité articulaire et boîtent légèrement.

En général on peut dire que *les meilleurs résultats
fonctionnels s'observent dans les cas de luxations unilatérales, chez de jeunes sujets et avec les réductions
vraies ;* cependant il est des transpositions antérieures
qui s'accompagnent d'une amélioration complète de la
fonction.

*c).* — D'APRÈS SA DERNIÈRE STATISTIQUE portant sur
320 cas de luxations congénitales de la hanche, Redard
a obtenu :

Une réduction vraie, anatomique, dans 70 0/0 des cas ;

Une transposition avec de bons résultats fonctionnels dans 20 0/0 ;

Une légère amélioration dans 10 0/0 des cas.

Le résultat parfait tant anatomique que fonctionnel s'obtient donc dans les deux tiers des cas, et l'on peut dire que 90 0/0 des luxations traitées sont fonctionnellement améliorées.

# CHAPITRE V

## RÉDUCTION NON SANGLANTE DES LUXATIONS BILATÉRALES

La technique de la réduction dans les luxations congénitales doubles est très peu différente de celle que nous venons d'exposer. Contrairement à certains auteurs (Brun, Nové-Josserand) qui conseillent de traiter successivement les deux hanches à un certain temps d'intervalle, Redard préfère *réduire les deux côtés dans la même séance.*

L'augmentation du shock opératoire n'est rien à côté de l'immobilisation forcée de seize à dix-huit mois que nécessitent les deux interventions, quand on ne les fait pas simultanément.

Toutefois chez les enfants trop âgés, et chez lesquels la réduction d'un côté offre de trop grandes difficultés, il vaut mieux attendre pour réduire la luxation opposée et l'on doit se contenter d'une seule intervention.

*Les différents temps sont les mêmes que dans le traitement de la luxation simple :*

L'extension continue préalable est peut-être plus souvent utile à cause de la rétraction excessive du système musculaire.

La mobilisation préparatoire prend aussi une plus grande importance au moment de la réduction.

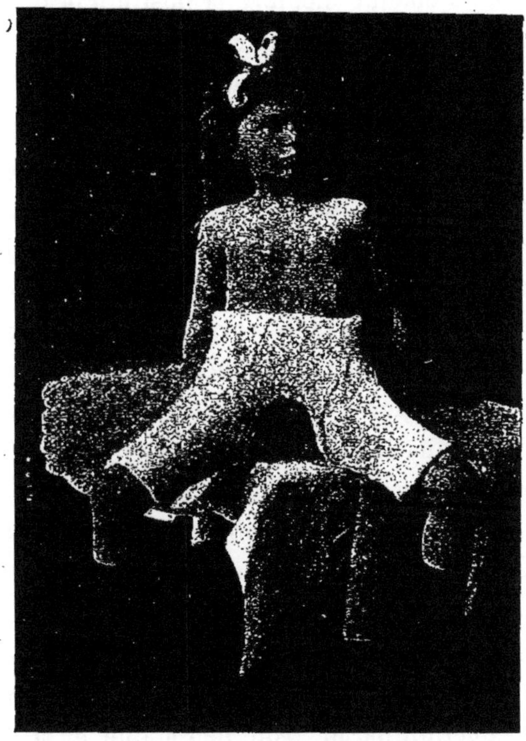

FIG. 20. — Appareil plâtré pour luxation bilatérale.
(Cas facile. Abduction moyenne.)

Celle-ci se fait, comme nous l'avons indiqué, par-dessus le bord postérieur en général, et en s'aidant de l'avant-bras, pour faire la manœuvre du levier, quand c'est nécessaire. On commence par le côté le plus fortement luxé et dès que la luxation est réduite on entreprend à nouveau toutes les manœuvres du côté opposé en ayant soin de faire maintenir réduite la hanche déjà traitée.

Une fois les deux têtes fémorales remises en place on donne à chaque membre la position la plus favorable pour le maintien de la réduction et le creusement des cavités cotyloïdes. On immobilise le tout dans un appareil plâtré qui est constitué par une ceinture abdominale et un spica double qui recouvre les deux membres inférieurs jusqu'au dessus du genou. Ceux-ci sont libres et écartés à l'extrème l'un de l'autre car l'abduction des deux côtés place les fémurs dans une direction perpendiculaire à l'axe du corps et donne l'aspect d'un train postérieur de grenouille (voir fig. 20, p. 128 et fig. 16 et 18, page 111).

Redard conseille de *réduire le plus possible la durée de l'immobilisation sous le plâtre*. En effet avec cet appareil la marche est impossible au cours de la contention ; la raideur articulaire et l'ankylose arrivent vite à leur maximum si l'on condamne les membres à une immobilité trop prolongée.

On doit enlever l'appareil plâtré au bout d'un mois. Si la réduction paraît trop peu stable et si l'examen radiographique n'est pas satisfaisant, on met un nouveau plâtre en plaçant les cuisses en demi-abduction. (Voir fig. 17, page 111). Dans le cas contraire, on traite immédiatement l'opéré par le massage et la mobilisation ; avec beaucoup de prudence on mobilise passivement les deux membres, puis en décubitus ventral et dorsal, et dans la station debout, on fait exécuter au sujet de l'abduction active.

*Ce traitement consécutif doit être longtemps prolongé* car il faut compter surtout sur lui pour refaire des articulations normales et rétablir convenablement leurs fonctions.

Les résultats anatomiques et fonctionnels donnés par la réduction dans les luxations congénitales doubles sont beaucoup moins satisfaisants que pour la luxation unilatérale.

*Les cas de réduction véritable sont rares* et ne se produisent que chez des sujets très jeunes.

*Les transpositions sont très fréquentes* et il est des cas où l'on doit se contenter de ce traitement palliatif, de cette correction par laquelle on amène la tête sous l'épine iliaque antéro-inférieure tout comme le faisait Paci.

Enfin chez des enfants âgés avec grand raccourcissement et ascension considérable de la tête des deux côtés, la réduction non sanglante ne peut rien.

*En général l'état fonctionnel de l'articulation reste toujours un peu altéré ;* mais même dans les transpositions il est amélioré de façon notable. La claudication en canard n'existe plus et l'on observe seulement un peu de raideur et de balancement dans la démarche.

# CHAPITRE VI

## INDICATIONS ET CONTRE-INDICATIONS
## OPÉRATOIRES

La luxation congénitale de la hanche simple ou double est loin de compromettre la vie du sujet qui en est porteur ; mais elle fait toujours de lui un infirme si l'on ne songe pas à la soigner à temps.

Le mieux serait de la traiter dès son début quand déjà trois signes importants nous permettent de la diagnostiquer : *Retard de la marche, ascension du trochanter* et sur l'épreuve radiographique le *déplacement vers le haut du point céphalique.*

A ce moment les dégâts occasionnés par les défauts pathogènes sont à leur minimum et le traitement semblerait devoir donner les meilleurs résultats.

Cependant il vaut mieux ne pas intervenir dans ce très bas âge parce que si la réduction est facile, elle est très difficile à maintenir. De plus il arrive souvent que l'antéro-obliquité du cotyle, très prononcée chez le tout jeune enfant, se corrige dès les premières années ;

cette correction diminue de beaucoup les chances de reluxation.

Avec l'âge, toutes les autres lésions ne font que s'accentuer : Le cotyle se comble de plus en plus, la tête fémorale s'atrophie et se déforme, le col et l'extrémité supérieure de la diaphyse fémorale se dévient de plus en plus en avant, la contracture musculaire et les altérations capsulaires arrivent à leur maximum. La réduction devient très difficile si ce n'est impossible.

*A quel âge faut-il donc intervenir* pour pouvoir réduire sans danger la luxation et compter la maintenir ?

Paci et l'École italienne, à l'exemple de Pravaz, ne mettaient pas d'âge limite et chez des sujets très âgés tentaient la réduction. Aussi les reluxations et transpositions étaient-elles la règle.

Au début Lorenz, estima que l'intervention ne pouvait donner de vrais succès que jusqu'à l'âge de cinq ans dans les luxations bilatérales et six ans dans les luxations simples. C'est en effet à cette époque de la vie que les lésions prennent un caractère de gravité manifeste, ainsi que nous l'avons vu au cours de notre étude anatomo-pathologique.

Depuis quelque temps Lorenz a reculé ces limites, surtout pour les cas unilatéraux. Maintenant, il n'intervient jamais avant l'âge d'un an et demi et après la dixième année.

Redard ayant surtout noté d'heureux succès chez les enfants de deux à sept ans conseille le traitement durant cette période. « L'opération, dit-il, est alors simple, facile, la réduction est presque toujours obtenue, les résultats fonctionnels sont excellents. Chez les sujets plus âgés, à mesure que l'on s'éloigne de l'âge limite, les résultats sont plus incertains et l'on peut dire que *la difficulté, la gravité, l'imperfection des résultats sont en rapport avec l'âge des sujets.* » Aussi met-il comme limite extrême la dixième année; de sept à dix ans l'opération étant souvent très laborieuse et donnant plutôt des transpositions que de véritables réductions. Il n'est pas rare, toutefois, dans les luxations unilatérales, d'obtenir encore à cet âge de bons résultats.

Mais pour les luxations doubles on ne saurait dépasser l'âge de six à sept ans car plus tard le raccourcissement est trop marqué, les attitudes vicieuses trop accentuées pour que l'opération puisse se faire sans accident et pour espérer une amélioration quelconque de la fonction. En intervenant chez ces sujets âgés, porteurs d'une luxation bilatérale ancienne, l'on ne fait qu'irriter les surfaces articulaires et l'on obtient en général une ankylose des deux hanches, résultat très défavorable qui est beaucoup plus gênant pour le sujet que sa double luxation. Il vaut donc mieux dans ces cas s'abstenir de toute intervention et faire porter au malade une ceinture orthopédique.

En résumé, dans une luxation congénitale de la hanche unilatérale bien diagnostiquée, on décidera d'intervenir dès que le jeune enfant commencera d'être propre et que l'immobilisation dans l'appareil contentif sera possible ; *l'âge de deux ans paraît être le plus favorable, et de cette limite inférieure jusqu'à la dixième année on pourra espérer d'heureux résultats.* Au contraire *dans les luxations bilatérales il ne faudra pas réduire au delà de six à sept ans à moins de cas tout à fait favorables.*

Avant toute tentative opératoire on établit bien, par la radiographie et la palpation, l'état des segments articulaires afin de préjuger des difficultés qui pourront se présenter ; on examine aussi la musculature avec soin. Des lésions trop exagérées (déformations osseuses extrêmes, ascension considérable du trochanter, contracture excessive des muscles), qui nécessiteraient un déploiement de force brutale, sont des contre-indications à l'intervention.

L'existence d'une néarthose solide au niveau de la tête luxée est aussi un motif d'abstention.

Enfin *l'état général* du sujet ne doit pas rester indifférent, il est en effet prudent de ne pas intervenir chez un enfant chétif qui supporterait mal le shock opératoire et chez lequel la réparation aurait beaucoup de peine à se faire. Il vaut mieux retarder la réduction de quelques mois durant lesquels on essaie d'améliorer la nutrition générale ; cette amélioration est presque toujours facilement obtenue avant la limite d'âge que nous avons indiquée pour un traitement efficace.

L'état local et l'état général doivent, en somme, être soigneusement examinés et sagement interprétés avant une intervention ; mais c'est encore la question de l'âge qui doit primer car c'est elle qui domine toute la thérapeutique des luxations congénitales de la hanche par la méthode non sanglante.

# CONCLUSIONS

Actuellement la guérison anatomique et fonctionnelle de la luxation congénitale de la hanche par la réduction non sanglante est une chose démontrée.

La technique de cette opération a une importance capitale.

Une technique s'adaptant aux divers cas permet d'obtenir des résultats de plus en plus parfaits.

1°. — Connaissant bien les obstacles à la réduction (radiographie) et sachant qu'une reconstitution articulaire complète est possible, il faut, pour éviter tout accident, *n'employer aucune violence*.

L'intégrité des muscles doit être respectée tout autant que l'intégrité des os et des ligaments (Pas de myorrhexis) afin de ne pas détruire ou amoindrir les forces qui pourront servir au maintien de la réduction.

2°. — Pour obtenir la réduction proprement dite, la *voie postérieure* est de beaucoup préférable ; c'est elle

que l'on doit toujours choisir à moins de cas exceptionnels.


**3°.** — *Le forage du cotyle* et l'assouplissement des
muscles pelvi-cruraux postérieurs sont des manœuvres
indispensables après la réduction pour en permettre la
stabilité.


**4°.** — Pour maintenir la tête réduite il ne saurait y
avoir de règle fixe :

En principe l'immobilisation doit être faite dans la
position la plus favorable pour que *la tête et la cavité
cotyloïde soient placées concentriquement.*

L'abduction combinée à la flexion est l'attitude qui
répond le mieux à cette indication. Aussi assure-t-elle
toujours une certaine stabilité.

La rotation indifférente suffit le plus souvent ; mais
il est des cas où l'on est obligé d'orienter la rotation en
dehors ou en dedans pour assurer le maintien de la réduction.

L'amplitude à donner à ces positions est très variable
et ne saurait être fixée d'avance.

En somme il n'existe aucune règle immuable pour
ce temps le plus important de l'intervention: *Chaque
forme clinique, chaque altération anatomique est capable de modifier la technique ;* et celle-ci est d'autant
plus certaine d'aboutir à d'heureux et nombreux résultats, qu'elle s'adapte davantage à chaque cas en particulier.

5°. — La contention faite par de petits ou de grands appareils plâtrés doit être de *durée très variable ;* abrégée ou prolongée selon la stabilité de la réduction, elle est en général associée à la marche qui favorise beaucoup la reconstitution fonctionnelle de l'articulation.

6°. —Le traitement consécutif comprenant la *mobilisation passive et active* du membre est indispensable pour achever cette réparation.

7°. — En dehors de la technique,les résultats dépendent avant tout de l'âge de *l'âge de l'enfant ;* c'est là le facteur qui règle la difficulté de la réduction. (Limites : 2 à 10 ans pour la luxation unilatérale ; 2 à 6 ans pour la luxation double.)

ALLISON. — Congenital dislocation of the hip; report of the ulti-
mate resulte following the traitment of elever cases.
J. Missouri Mass Saint-Louis, 1905, II, 511, 519.
— A study of the anatomy of congenital dislocation of
the hip after manipulative reduction. Interstate. M. J.
Saint-Louis, 1905, XII, 784,790.

ANDERS. — Réduction non sanglante de la luxation congénitale
de la hanche d'après le procédé de Lorenz. Société
de pédiatrie de Saint-Pétersbourg, 15,III, 1899.

ANGOT. — Luxations congénitales de la hanche. Thèse de Paris,
1883.

ASHLEY. — Congenital dislocation of the hip, a noted case of
the Lorenz operation. New-York, M. J.,1906.
— Correction of deformity resulting from hip discase.
New-York, 10 mars 1906.

ASHLEY et MULLER. — The treatment following the bloodless
reduction of congenital hip dislocation. New-York,
M. J., 23 avril et 21 mai 1904, 7 janvier 1905.

BADE. — Zur Verbandtechnik bei der Angebornen Hüftverrenkung, *Zeitschrift für Orthop., chirurgie.* Stuttgart,
1905, XIV, 662, 670.
— Frühdiagnose der Angeborenen subluxatio und Luxatio
coxæ. *Münch med.,* 26 août 1907.

Bade. — Die Angebornee Hüftgelenksverrenkung. Stuttgart, 1907 (Ferdinand Enke).

Boldwinn. — Congenital dislocation of the hip. Northwest.
— *Lancet Mineapolis*, 1905, XXV, 316, 319.
— *Denver M. Times*, 1906, XXV, 7,15.

Von Bardeleben. — Dippelsirtigen congenital Hüftgelenks-luxationsbecken. *Zeitschift für gelentsch in Gymak.* Stuttgart, 1904, t. II.

Barker. — Congenital dislocation of hip. *British. medical Journal*, I, p. 342.

Bartow. — The desirability of replacing congenital hip dislocation in infancy. *An. Orthop. Surg.* Philadelphie, 1905-1906, III, 147,156.

Barwell. — On the treatment of congenital dislocation of the hip. *Brit. med. Journal*, 28, V, 1887.

Bennett. — On congenital dislocation of the hip. Dublin, *Journal of med. sc.,* janv. 1885.
— Congenital dislocation of the hip. *Transaction of the Acad. of med.* Dublin, 1885.

Bérard. — Luxation congénitale, résultats éloignés. *Lyon médical*, 1904.

Berger. — La luxation congénitale double de la hanche. *Rev. gén. de clinique et de thérapeutique.* Paris, 1905, XIX, 630.

Bide. — La luxation congénitale de la hanche et son traitement. *Centre médical,* 1899.

Bilhaut. — Luxation congénitale de la hanche. Tentatives de réduction par la méthode de Paci. Insuccès. Opération de Hoffa. Réduction. Guérison par première intention. *Annales d'orthopédie*, 1893.

Birnbaum. — Uber die luxatio congenita femoris. Dissertation. Giebsen, 1858.

Blanc Fortacin. — Luxaciones congenita de la cadera. *Siglo med.*, Madrid, 1906.

Blencke. — Die angeborenen Hüftluxation und ihre Behandlung nach der Lorenz'schen. Eimenkungsmethode. *Medizinische Gesellschaft zu Magdeburg*, 26,XII, 1900.

BLENCE. — Traitement de la luxation congénitale de la hanche. *Gaz. hebd. de méd. et chir.* Paris, 1901.

BOURREAU. — De la valeur du Lorenz et des autres procédés utilisés dans le traitement des luxations congénitales de la hanche. *Gazette méd. du Centre*, 1904, IX, 191, 207.

BOUVIER. — Luxation spontanée de la hanche. *Bulletin social chir.*, 1858, t. XIX.

— Mémoires sur la réduction des luxations congénitales du fémur. Paris, 1882.

— Rapport sur la curabilité des luxations congénitales de la hanche. *Gaz. des Hôp.*, 1864.

BOUVIER, PRAVAZ et HUMBERT. — *Bulletin de l'Académie royale de médecine*, III, 4088.

BOWLBY. — Angeborene Hüftluxation. *Brit. med. Journal*, avril 1887, 879.

BRADFORD. — Treatment of congenital dislocation, of the hip. *Annals of Surgery*, August 1894.

— Lorenz's operation in congenital dislocation of the hip. *Boston med. and surg. J.* 1896.

— Appliance for the treatment of long dislocation of the hip. *Transact. of the american orthopedie Association*, 1891, 308.

— Treatment of long dislocation of the hip. *Transact. of the american orthopedie Association*, 1894, 88.

— Congenital dislocation of the hip. *American Journal of medical sciences.* Philadelphia, 1897, 503.

— Congenital dislocation of the hip. *Transact. of the american orth. Ass.* 1898, 429.

— Congenital dislocation of the hip. *Transact. of the am. orth. Ass.*, 1900, 124.

— Congenital dislocation of the hip. *Boston medical and surgical Journal*, 1900.

— Congenital dislocation of the hip. Saint-Louis, *Courier of medicine*, 1901.

— Reduction congen-dislocation of the hip. *Suth med. and surg. J.* Chattanooya, 1904, I.

BRADFORD. — Congenital dislocation of the hip. *Boston med. and surg. J.*, 1904, 85, 92.

— Congenital dislocation ; stitching the çapsule around the reduced head. *Am. J. orthop. surg.* Philadelphia, 1905-1906.

BROQUEHAYE. — Du traitement de la luxation congénitale de la hanche. *Tribune médicale*, 1897, p. 848 et 899.

BROCA. — La luxation congénitale de la hanche et son traitement. *Bulletin et mémoire de la Société de chirurgie de Paris*, 1897, XXII.

— De la réduction non sanglante des luxations congénitales de la hanche. XIII° Congrès international de médecine. Section de chirurgie de l'enfant. Paris, 1900.

— Luxation congénitale de la hanche droite chez un enfant du premier âge. *Rev. gén. de clinique et thérapeutique*. Paris, 1904, XVIII, 283, 292.

BROCA ET MOUCHET. — Réduction non sanglante des luxations congénitales de la hanche. *Gazette hebdomadaire de médecine et de chirurgie*. Paris, 1900, 733.

— *Revue pratique d'obstétrique et de pédiatrie*, 1900, p. 276.

BRODHURST. — Observations sur la luxation congénitale de la hanche. *Revue d'orthopédie*, 1896.

BRAUN. — Zur unblutigen therapie der luxation coxæ congenitæ. *Inaug. dissert.* Berlin, 1904, 32, 80.

— *Arch. für klin. chir. Berlin*, 1904.

BRUN. — Résultats définitifs de la réduction non sanglante des luxations congénitales de la hanche. *Bulletin et mémoires sociales de chirurgie de Paris*, 1900, XXVI.

— Réduction non sanglante de la luxation congénitale de la hanche. *Presse médicale*, 1901, II, p. 45.

BRUN ET DUCROQUET. — De la réduction non sanglante des luxations congénitales de la hanche. *Presse médicale*, Paris, 1900, II.

BULOW HANSEN. — Sur le traitement non sanglant de la luxation congénitale de la hanche. *Norsk mag. f. lœgevid.* Kristiania, 1904.

BURGHARD. — The treatment of congenital dislocation of the hip. *British med. Journ.*, 1901.

— The treatment non operative and operative of congenital dislocation of the hip, 68, englischer arztekon·grès Cheltenham, 1901.

BUCHMINSTER-BROWN. — Double luxation de la hanche. *Boston medical and surgical Journal*, 15, XI, 1897.

CACCIARI. — Uber eine neue Einrenkungsmethode der angeborenen Hüftvurenkung. *Zeitschif für orthopædische chirurgie*, IX, Nr VII.

— Di un nuovo metodo di riduzione della lussazione congenita dell'anca *Policlin.*, Roma, 1900, VII.

CALOT. — Le traitement de la luxation congénitale de la hanche. *Annales d'orthopédie et de chirurgie pratiques*, 1895, II.

— Traitement de la luxation congénitale de la hanche. XIII° Congrès international de médecine. Paris, 1900.

— La technique du traitement non sanglant de la luxation congénitale de la hanche. *Annales de chirurgie et d'orthopédie*, 1903.

— Sur le traitement de la luxation congénitale de la hanche avec présentation de dix enfants guéris. Association française de chirurgie. Paris, 1904.

— Technique du traitement de la luxation congénitale de la hanche. Paris, Masson, 1905.

— Diagnostic de la luxation congénitale de la hanche chez les enfants de 1 an 1/2 à 6 ans. *Archives provinciales de chirurgie*. Paris, 1905, XIV.

CALOT ET BERGUGNAT. — Comment les praticiens doivent traiter la luxation congénitale de la hanche. *Journal des praticiens*, nov. 1906.

CARNOCHAN. — A treatise on the etiologie, pathologie and treatment of congenital dislocations of the head of the fémur. New-York, 1850.

CAUBET (H.). — Traitement orthopédique des luxations congénitales de la hanche par la méthode de Lorenz modifiée. Thèse de Paris, 1903.

Caubet (H.).— Étude anatomique d'un cas de luxation congénitale de la hanche gauche chez un nouveau-né du sexe masculin. *Archives méd. de Toulouse*, 1906, XXI.

Clarke (J.-J.). — Congenital dislocation of the hip joint ; some practical points in Lorenz's manipulative operation and the after treatment. *Rev. Soc. study dis. child.*, London, 1905, V, 290-294.

— Congenital dislocation of the hip joint and its modern treatment *Clin. J.* London, 1904, 1305, 168-176.

— Cases of congenital dislocation of the hip after treatment by manipulative operation and exercices. *Tr. clin. Soc.* London, 1905, XXXVIII.

— A case of congenital dislocation of the right hip joint. *Tr. clin. Soc.* London, 1905, XXXVIII, 202.

— A note on congenital dislocation of the hip joint and its modern treatment. *Brit. M. J.* London, 1905, II.

Chillini. — Ueber die unblutige Behandlung der angeborenen Hüftgelenksverrenkung. *München med. Wochenschr.,* 1901, p. 540.

Comte. — Contribution à l'étude du traitement de la luxation congénitale de la hanche par la méthode de Lorenz. Thèse de Lyon, 1901.

Coville. — Deux cas de réduction de luxation congénitale de la hanche. *Ann. méd. chir. du Centre*, Tours, 1904, IV. *Ann. de chir. et d'orthop.*, Paris, 1904, XVII.

Coudray. — Deux cas de luxation congénitale de la hanche. *Progrès méd.*, Paris, 1882.

— Association française de chirurgie, XIII. Medizinischer Kongres zu Paris, 16.

— Un traitement de la luxation congénitale de la hanche par la méthode sclérogène combinée à la réduction par le procédé de Paci, XIIᵉ Congrès de chirurgie de Paris, 1893.

— Luxation congénitale de la hanche. *La France médicale*, 1898, p. 734.

— Congrès français de chirurgie, XIIIᵉ, 1899.

— Congrès internat. de médecine. Paris, 1900.

CRAIG. — Report of the demonstration by doct Lorenz at the Children's Hospital, Boston, 22 and 23 déc. 1902, of the bloodless method of reducing congenital dislocation of the hip. *Ann. gynec. a. Pediat.*, Boston, 1903, p. 93.

CUCCOLINI. — Il metodo Lorenz in confronto colla cura incruenta razionale del prof. Paci della lussazione congenita dell'anca. *Archivio di Ortopedia*, 1897. Fasc. V, p. 320.

CURTILLET. — Deux cas de luxation congénitale de la hanche guéris par la méthode non sanglante de Lorenz. *Bulletin méd. d'Algérie*, 2 XI, 1900.

DAVIS. — The forcible reposition of congenital dislocation of the hip. *Americ med.*, 30 V, 1903.

— The treatment of congenital luxation of the hips. *American medicine*, 29 VIII, 1903.

— The results in bloodless reposition of congenital dislocation of the hips. *American Journal of the med. sciences*. Okt, 1903.

— A case of double congenital luxation of the hips. *Journal of the american medical Association*, 24 III, 1900.

DECREF. — Contribution à l'étude du traitement de la luxation congénitale de la hanche par la méthode non sanglante. Thèse de Paris, 1896.

DELANGLADE. — De la luxation congénitale du fémur. Thèse de Paris, 1896.

DELCROIX. — Traitement de la luxation congénitale de la hanche. *Presse médicale Belge*, 1901, p. 591.

DENUCÉ. — Deux cas de luxation congénitale de la hanche traités par le procédé de reposition non sanglant de Lorenz. *Journal de clin. et de thérapeut. infantiles*, 4, VIII, 1898.

— Luxation congénitale double de la hanche. *New-York medical Journal*, 1900.

— *Mémoires et Bulletin de la Société de méd. et de chir., de Bordeaux*, 1900.

DERSCHEID-DELCOURT (M**). — Cinq cas de luxation congénitale de la hanche guéris par la réduction non sanglante

*J. de chirurgie* et *Ann. Soc. belge de chirurgie*, Bruxelles, 1905.

Derscheid-Delcourt (M^me). — A propos du traitement de la luxation congénitale de la hanche. *J. de Méd. de Bruxelles*, 1906, XI, 171.

— La luxation congénitale de la hanche et son traitement par la réduction manuelle. *J. méd. de Bruxelles*, 1906, XI, 181.

— A propos du traitement de la luxation congénitale de la hanche. *Polic.*, Bruxelles, 1906.

Deutschlænder (C.). — Zür Bemtheilung der unblutigen reposition der eingeborenen Hüftverrenkungen. *Deutsche Zeitschrift für chir.*, Leipzig, 1904.

Dolega. — Zur orthopædischen Behandlung der angeborenen Hüftverrenkung. *Deutsche med. Wochenschrift*, 1835-37. *Schmidts med. Jahrbücher*, CCXLVII, 2.

Dreesmann. — Zur unblutigen Benhandlung der angeborenen Hüftverrenkung. *Münch med. Wochenschrift*, 1901, 52.

Drehmann. — Dauerresultate bei der Behandlung der angeborenen Hüftluxation. *Zeitschrift für orthopædische, Chirurgie*, XI, XXIV.

Drew (D.). — Three cases of unilateral congenital dislocation of the hip. *Rep. Soc. study. Dis. Child.*, London, 1905, V.

Dubreuil. — De la thérapeutique de la luxation congénitale de la hanche. *Gazette hebdom. de la Société méd. de Montpellier*, 1887, 40.

Ducroquet. — De la luxation congénitale de la hanche. *Progrès médical*, oct. 1898.

— Quelques remarques sur mon procédé de traitement de la luxation congénitale. *Progrès médical*, 1900, 20.

— Luxation congénitale de la hanche. Réduction non sanglante. Guérison. Nouvelle méthode de traitement. *Bulletin de l'Académie de médecine.* Paris, 1900.

— De la réduction de la luxation congénitale de la hanche. *Méd. mod.*, 16, 1901.

— Traitement de la luxation congénitale de la hanche en un temps. *Revue d'hygiène et de médecine infantiles*, 1903, 6.

Ducroquet. — Après réduction de la luxation congénitale de la hanche on doit obtenir une guérison anatomique et fonctionnelle complète. Congrès internat. Paris, 1900.

— Le traitement de la luxation congénitale de la hanche dans les cas difficiles. XIVᵉ Congrès de chirurgie, Paris, 1901.

— Les résultats dans le traitement de la luxation congénitale. XVᵉ Congrès français de chirurgie, Paris, 1902.

Dupré. — De la luxation congénitale de la hanche. Thèse de Paris, 1891.

Dupuytren. — Mémoire sur un déplacement originel ou congénital de la tête des fémurs. Académie de médecine, 1826.

Elliot. — Congenital dislocations of the hip joint, with special reference to the new nonentting operation of Lorenz for reposition of same presentation of patient under treatment. *Medical Record*, 29 mai 1897.

— Congenital dislocations of the hip joint with fracture of shaft of femur. *Medical News*, New-York, 1901.

Ely. — The treatment of congenital dislocation of the hip joint. *American medicine*, Philadelphia, 1901, 1, p. 600.

Fabiani. — Contributio clinico alla cura incruenta della lussazione congenita della anca. *Gazz. internaz. di med.* Napoli, 1906.

Forgues et Reclus. — Traitement des luxations congénitales. *Gaz. hebdom.*, 1890.

Freiberg. — The diagnosis and treatment of congenital misplacement of the hip in infancy. *Ann. med. Philadelphia*, 1904.

— Congenital dislocation of the hip. *Lancet clinic Cincinnati*, 1906.

Froelich. — Contribution à l'étude du traitement et de l'anatomie radiographique de la luxation congénitale de la hanche. *Bull. méd. Paris*, 1900.

— Sur une interprétation erronée des radiographies dans le traitement non sanglant de la luxation congénitale de la hanche. *Bulletin de la Société de Pédiatrie de Paris*, 1900.

FRŒLICH. — Traitement de la luxation congénitale et anatomie radiographique de cette lésion. *Revue méd. de l'Est*, Nancy, 1901.

— Quels sont les résultats définitifs de la réduction non sanglante de la luxation congénitale de la hanche. *Revue d'orthop.*, Paris, 1905.

— Guérison spontanée de la luxation congénitale de la hanche d'un côté dans certains cas de luxations congénitales doubles. *Revue d'orthopédie*, Paris, 1906, VII.

FULLERTON. — Notes on three cases of congenital dislocation of the hip. *Med. Press a. Circ.*, London, 1906.

GALLOWAY. — Report of a case of bilateral congenital dislocation of the hip treated by the Lorenz bloodless method a brief status of the Lorenz method. *Canada J. Med. and Surg.*, Toronto, 1904, XVI.

GARNIER. — Traitement des luxations congénitales de la hanche Thèse de Lyon, 1903.

GEIST. — Congenital dislocation of the hip. *J. Minneap. Med. ars Minneapolis*, 1906, XXVI.

GÉRAUD. — Un cas de réduction parfaite de luxation congénitale de la hanche. *Journal de Méd. de Paris*, 1905, 2° sem., XVII.

CHILLINI. — Traitement non sanglant de la luxation congénitale de la hanche. *Revue d'orthopédie*, 1898, 2.

— Sur la réduction non sanglante des luxations congénitales de la hanche. *Revue d'orthopédie*, 1902, 1.

GIBNEY. — Lorenz's operation for congenital dislocation of hip. *Archives of Pediatrics*, New-York, 1892, p. 311.

— Congenital dislocation of the hip. *International clinics*, Philadelphia, 1894.

GIRALDÈS. — Des luxations congénitales du fémur. *L'Union médicale*, 1869.

GOURDON. — Luxation congénitale droite ; réduction par la méthode non sanglante de Lorenz ; guérison. Société de gynécologie, d'obstétrique et pédiatrie de Bordeaux. *La Revue médicale*, janvier 1900.

— Présentation d'une malade atteinte de luxation congénitale de la hanche droite opérée depuis deux ans et demi par la méthode de Lorenz. *Revue mensuelle d'obstétrique et de pédiatrie de Bordeaux*, 1901, III.

Gourdon. — Enfant de 3 ans atteint de luxation congénitale de la hanche ; guéri par la réduction. *Revue mensuelle de gynécologie, obstétrique et pédiatrie de Bordeaux*, 1902, 4.

— Luxations congénitales de la hanche. *Journal de méd. de Bordeaux*, 1904.

— La réduction non sanglante de la luxation congénitale de la hanche. *Presse médicale*, Paris, 1904, II.

— Résultats du traitement non sanglant de la luxation congénitale de la hanche. Congrès national périodique de gynéc., d'obst. et de pédiat. Rouen, 1904, IV.

— Traitement non sanglant de la luxation congénitale de la hanche. *Gazette hebd. de la Soc. de méd. de Bordeaux*, 1906.

— Les modifications anatomiques après la réduction non sanglante de la luxation congénitale de la hanche. *Presse médicale*, 1906.

— État actuel de la question du traitement de la luxation congénitale de la hanche. *Gazette hebd. de la Soc. de méd. de Bordeaux*, mars 1906.

Guermonprez. — Luxation congénitale de la hanche. Simples aperçus. Paris, Rousset, 1904.

Graillon. — Traitement de la luxation congénitale de la hanche par la méthode orthopédique abrégée. Thèse de Paris, 1906.

Guéniot. — Luxation congénitale de la hanche. Paris, 1864.

Guérin. — Recherches sur les luxations congénitales. Paris, 1841.

Guerlain. — De la luxation congénitale de la hanche chez l'adulte. Thèse de Paris, 1896.

Halstedt. — Treatment of congenital dislocation of the hip. *Annals of surgery*, 1894.

Handek. — Eifahrungen und resultats bei der unblutigen Behandlung der angeborenen Hüftluxation. *Wien. med. Presse*, août 1904.

HENDRIX. — Le traitement de la luxation congénitale de la hanche. Méthode de Schede. *Journal de chirurgie.* Bruxelles, 1901.

— *Policlinique de Bruxelles*, 1904, XIII et 1906, XV.

— *Journal de chirurgie et Ann. belges de chirurgie.*
Bruxelles, 1906, VI.

HOEFTMAN. — Zur Behandlung Kongenitaler Luxation. *Deutsche
and Wochenschrift Leipzig*. Berlin, 1904, XXX.

HEUSNER. — Uber orthopædische Behandlung der Hüftluxationen. *Archiv. für Klinische Chirurgie*, XLII, p. 709.

— Beitrag zur orthopædischen Behandlung der Hüftluxationen. *Verhandlungen der Deutschen Gesellschaft für
Chirurgie*, 1895.

— Uber die an ɘuɘɹoqge Hüftluxation. *Zeitschrift für
orthop. Chirurgie*, X Bd. XIX.

HOFFA. — Zur unblutigen Behandlung der angeborenen Hüftgelenksverrenkung. *Archiv. für Klinische Chirurgie*,
1896.

— Communication au XXVIII<sup>e</sup> Congrès allemand de chirurgie, 1899.

— Communication au Congrès international de chirurgie.
Paris, 1900.

— The ultimate results of my bloodless reposition of congenital dislocation of the hip. *Ann. J. Orthop. Surg.*,
Philadelphie, 1904-1905.

HUMBERT ET JACQUIER. — Essai et observations sur la manière
de réduire les luxations de l'articulation coxofémorale.
Bar-le-Duc, 1835.

JABOULAY. — Traitement de la luxation congénitale de la hanche chez l'adolescent et l'adulte. *Bull. de la Société de
chirurgie de Lyon*, 1900, III.

— Variétés de luxations congénitales de la hanche. *Lyon
médical*, 1900.

JALADE-LAFONT. — Recherches pratiques sur les principales
difformités du corps humain et les moyens pour y
remédier.

JOACHIMSTHAL. — Beitrage zur Lehre von dem Wesen und der

Behandlung der angeborenen Verrenkungen des Hüftgc-
lenks. *Berlin. Klinic. Wochensch.*, sept. 1902.

JOACHIMSTHAL.— Dauerresultate nach der unblutigen Einrenkung
angeborenen Hüftverrenkungen. *Berlin. Klin. Wos-
chensch.*, fév. 1905.

JOB. — De la réduction non sanglante des luxations congénitales de la hanche. Thèse de Nancy, 1905.

JOÜON. — Considérations sur le traitement de la luxation congénitale de la hanche. *Gaz. méd. de Nantes*, 1906.

JUDET. — Le traitement orthopédique de la luxation congénitale de la hanche. *Bulletin médical.* Paris, 1904, XVIII.

— Traitement de la luxation congénitale par la méthode
orthopédique abrégée, 1906.

KEETLEY. — Congenital dislocation of the hip. *West London
med. J.* London, 1905, X.

KIRMISSON. — Traitement de la luxation congénitale de la hanche
par la méthode non sanglante. *Revue d'orthopédie*, 1899,
2, 5.

— Rapport d'ensemble sur le traitement de la luxation
congénitale de la hanche. Congrès internat. Paris,
1900.

— Des résultats fournis par la méthode non sanglante
dans le traitement des luxations congénitales de la hanche. *Revue d'orthopédie*, 1903, 3.

— Traitement de la luxation congénitale de la hanche.
*Revue d'orthopédie*, 1906.

KNIGHT.— The Lorenz operation. *Med. century Chicago*, 1904, XII.

KOELLIKEN. — Die Luxatio femoris congenitæ supracotyloïdea.
*Zentralblatt für Chirurgie*, 1895, 45.

— Uber die Behandlung der kongenitalen Hüftluxation
mit der unblutigen Reposition. *Zentralblatt für Chirurgie*, 1898, 42.

LANGE. — Die Behandlung der angeborenen Hüftverrenkung.
*Sammlung Klinischer Vortræge.* N. F. NR. 240, 1899.

— Die Behandlung der angeborenen Hüftverrenkung.
*Müncher med. Wochenschrift*, 1898. *Berliner Klin.
Wochenschrift*, 1899, 16.

Lange. — Meddelesle om Behandlung of medfœdt Hifteluxa-
tion ved unbludig Reposition efter Lorenz Metode.
*Hospitalstidende*, 1902, X.

— Erwiderung. *Zeitschrift für orthopædische Chirurgie,*
VII, IX.

— Die unblutige Behandlung der angeborenen Hüftgelenksverrenkung. *Munchen med. Wochenschrift,*1904,II.

Laval. — Traitement de la luxation de la hanche. *Bulletin général de thérapeutique,* Paris, 1901.

Lauvinerie. — Traitement non sanglant des luxations congénitales de la hanche. Thèse de Paris, 1900.

Le Damany. — La luxation congénitale de la hanche, réfuta-
tion des théories pathogéniques; discussions des traitements actuels. *Arch. prov. de chirurgie*, nov. 1903.

— Une nouvelle théorie pathogénique des luxations congénitales de la hanche. *Revue de chirurgie*, fév. 1904.

— L'avenir de l'espèce humaine. Influence du développement cérébral sur l'évolution anatomique des races.
*Paris Revue*, oct. 1904.

— Deux luxations congénitales de la hanche guéries. *Bull
Soc. scient. et méd. de l'Ouest*. Rennes, 1904, XIII.

— Le traitement rationnel de la luxation congénitale de la
hanche. *Revue de chirurgie*, Paris, 1905. XXXI.

— Deux guérisons orthopédiques de luxations congénitales unilatérales de la hanche. *Bull. Soc. scient. et
méd. de l'Ouest*. Rennes, 1905, XIV.

— Le traitement rationnel des luxations congénitales de la
hanche. *Revue de chirurgie*, janv. 1905 et fév. 1906.

Lelong. — Traitement de la luxation congénitale de la hanche
par la méthode non sanglante. Thèse de Paris, 1901.

Lorenz. — Uber die Stellung der funktionellen methode der Belastung des eingerekten Schenkelkoples mit der kœrpergewicht zu den anderen unblutigen Behandlung
methoden der angeborenen Hüftverrenkung. *Wiener
Klin. Wochenschrift*, 1896, 36.

— Uber die unblutige Behandlung der angeborenen Hüftverrenkung durch Einrenkung des Schenkelkopfes und

Belastung desselben mit dem Kœrpergewicht. Natur-
forscherversammlung. Frankfurt a M.

Lorenz. — Uber die mechanische Behandlung der angeborenen
Hüftverrenkung. *Zentralblatt für Chirurgie*, 1895, 7.

— Uber die unblutige Behandlung der angeborenen Hüftverrenkung mittels der funktionellen Belastungme-
thod. *Zentralblatt für Chirurgie*, 1895, 33.

— Uber die unblutige chirurgische Behandlung der angeborenen Hüftverrenkung mittels der funktionellen Be-
lastungmethode. *Sammlg. Klin. Vortræge*. N. F. 151.

— Zur Prioritæt der unblutigen Reposition der angeborenen Hüftverrenkung. *Wiener Klin. Wochenschrift*,
1896, 29.

— Allgemeine Erfahrungen über die mechanische Reposition der angeborenen Hüftverrenkung. *Berliner Klin.
Wochenschrift*, 1897, 44.

— Reposition de la luxation coxofémorale congénitale au-
dessus du rebord postérieur de la cavité cotyloïde
d'après la méthode d'Adolphe Lorenz. *Revue d'orthopédie*, 1897, 2

— Expériences sur la reposition mécanique de la luxation
congénitale de la hanche avec démonstration du procédé normal au XIIe Congrès des sciences médicales.
Moscou, 1897.

— Bemerkungen über die Therapie der angeborenen Hüftgelenksverrenkung durch unblutige Reposition und
Demonstration eines Præparates. Naturforschenversam-
mlung 1898 zu Düsseldorf.

— Uber die bisheimgen Erfahrungen mit der unblutigen
Eimenkung der angeborenen Hüftluxation. *Verkand-
lungen der Deutschen Gesellschaft für chirurgie*, 1899.

— Bemerkungen zur Therapie der angeborenen Hüftverrenkung durch unblutige Reposition. *Berliner
Klin. Wochenschrift*, 1899,3,6.

— Rapport sur le traitement non sanglant de la luxation
congénitale de la hanche. XIIIe Congrès international
de Paris, 1900.

LORENZ. — Uber die Heilung der angeborenen Hüftgelensksluxation durch unblutigen Einrenkung und funktionelle Belastung. Leipzig, 1900.

— Congenital dislocation of the hip. *Clin. Rev. Chicago*, 1902-1903. *Med. Bull.*, Philadelphia, 1903.

— Some remarks on the treatment and after treatment of the hip. *Am. J. Orthop. Surg.* Philadelphie, 1904-1905, II.

— Die angeborene Hüftverrenkung, Jena (Fische), 1906.

LUDLOFF. — Zur pathogenese und Therapie der angeborenen Hütgelenksluxation. Jena, 1902.

MARC-EDMOND DUPIC. — De la luxation congénitale de la hanche. Thèse de Paris, 1891.

MARGARY-MOTTA. — Sulla cura ortopedica mecanica della lussazione cong della anca *Gior. della acad. di med.* Turin, 1886, XLI.

MARIO-MOTTA. — Sulla cura incruenta della cosidetta lussazione congenita dell'anca. *Archivio di orthopedia*, 1898, 4.

MAUCLAIRE. — Le traitement de la luxation bilatérale et congénitale de la hanche par la méthode de Lorenz doit-il être simultané ou alternatif ? XIIIᵉ Congrès international de médecine. Paris, 1900.

MCKENZIE. — Congenital dislocation of the hip. *Canadian Lancet*, 1899.

MENCIÈRE. — Nouveau procédé pour la réduction non sanglante de la luxation congénitale de la hanche. *La Médecine moderne*, oct. 1899.

— Levier spécial pour faciliter la réduction non sanglante extemporanée de la luxation congénitale de la hanche. *Arch. prov. de chirurgie*, 1903, 5.

— Technique de mon levier pour faciliter la réduction non sanglante et extemporanée. *J. de chirurgie et Ann. Soc. Belge de Chirurgie*, Bruxelles, 1904, IV. Association française de chirurgie, 1904, XVII.

— Résultats éloignés de la réduction non sanglante de la luxation congénitale de la hanche 2, 3, 6 années après la réduction. *Arch. prov. de Chirurgie*, Paris, 1905, XIV.

Mikulicz. — Die unblutige Reduktion der angeborenen Hüft-
verrenkung. *Archiv. fur klinische chirurgie*. Bd. 49.
— Weitere Erfahrungen über die unblutige Reposition
der angeborenen Hüftverrenkung, Verhandlungen der
*Deutschen Gesellschaft fur chirurgie*, 1896.
Monnier. — Luxation congénitale du fémur. Soc. anat., 1882.
— Quelques réflexions sur le traitement de la luxation
congénitale de la hanche par la méthode non sanglante.
*J. de méd. de Paris*, 1902, XVII.
Monod. — Traitement de la luxation congénitale de la hanche
par la méthode de Lorenz. *Soc. de chir.*, 1899, 15 III.
Motta. — Contributo alla cura della lussazione congenita dell'
anca. *Giornale d'Accad. di med. di Torino*, 1889, VI.
— Sulla casa dei picie congenite della lussazione conge-
nita dell'anca. *Archivio do ortopedia*, 1898,4.
— Sulla cura incruenta della cosidetta lussazione conge-
nita dell'anca. *Archivio di ortopedia*, 1898,4.
— La cura odierna della lussazione congenita dell'anca ;
nota. *Gior. di Ginecol. e di Ped.* Torino 1901, I,p. 41.
Mueller. — The Lorenz operation'as seen in the american sta-
tistics. *Illinois méd. J. Spingfield*.
Muhlenbrock. — Uber der Einflus der einseitigen congenitalen
oder erworbenen Hüftluxation auf das Knöcherne
Becken. Dissertation. Würzburg, 1892.
Muller. — Anatomische Vorgænge bei der Heilung der ange-
boren Hüftluxation durch unblutige Reposition, Meine
Resultate dieser Behandlung. *Zeitschrift für ortopedis-
che chirurgie*, XI.
— Uber die obere Altersgrenze für die Behandlung der
angeborenen Hüftverrenkung. *Therapie den Gegen-
wart*, 1903,2.
Nageotte-Wilbouchevitch. — Traitement de la luxation congénitale de la hanche d'après Lange. *Presse médicale*,
Paris, 1899, I, p. 22.
Napier. — Report of present condition of cases operated upon
for congenital dislocation of hip. *Brooklyn med. J.*,
1905, XIX.

Narath. — Uber eine eigenartige Form der Hernia cruralis im anschlusse an die unblutige Behandlung der angeborenen Hüftverrenkung. *Archiv. für Klinische chirurgie*, Bd. 59, 2.

Natalelli. — Étude critique sur les traitements actuels de la luxation congénitale de la hanche. Thèse de Lyon, 1897.

Nichols et Brodford. — The surgical anatomy of congenital dislocation of the hip. *Americ. J. of the med. scienc.*, juin 1900.

Nobele. — Traitement de la luxation congénitale de la hanche. *La Belgique médicale*, 1896, 41.

Nota. — Contribution au traitement rationnel de la luxation congénitale de la hanche, selon la méthode de Paci. *Arch. italiennes de pédiat.*, mars 1892.

— Un po'di storia nella questione della ridizione incruenta della lussazione congenita dell' anca secondo il metodo di Paci e di Lorenz. *Giorn. d. Accad. di med. di Torino*, 1900, IV.

Nové-Josserand. — Traitement des luxations congénitales de la hanche par la méthode de Lorenz. *Province médicale*, Lyon, 1899, p. 567.

— Luxation congénitale du fémur. Société de chirurgie de Lyon, juin 1899.

— Relation d'une autopsie d'une luxation congénitale de la hanche opérée suivant la méthode de Lorenz. *Revue mensuelle des maladies de l'enfance*, Paris, 1900.

— Traitement des luxations congénitales de la hanche par la méthode de Lorenz. *Bulletin de la Soc. de chirurgie de Lyon*, 1900, III.

— Cinquante cas de luxation co ngénitale de la hanche traités par la méthode de Lorenz. *Lyon médical*, 1901. *Province médicale*, 1901, 33.

— Autopsie d'une luxation congénitale de la hanche non traitée. *Bulletin de la Soc. de chirurgie de Lyon*, 1902, 174.

Openshaw. — Case of congenital dislocation of the right hip

joint replaced by Lorenz's method. *Tr. clinic. Soc. London*, 1905, 38.


PACI. — Studio ed osservazioni sulla lussazione iliaca commune congenita del femore e sua cura razionale. Genova, 1888.

— Sulla cura razionale ortopedica della lussazione iliaca commune congenita del femore. Secondo contributo, *Archivio di ortopedia*, 1890.

— Terzo contributo alla cura razionale della lussazione iliaca commune congenita del femore. *Archivio di ortopedia*, 1891, VI.

— Quarto contributo alla cura razionale della lussazione iliaca commune congenita del femore col nuovo metodo. *Archivio di ortopedia*, 1892.

— Traitement rationnel de la luxation congénitale iliaque commune ou postérieure. *Revue d'orthopédie*, Paris, 1894, 5, 6.

— Presentatione ed illustrazione di un pezzo anatomo-pathologico a conferma della efficacia de metodo Paci nella delle lussazione iliaca commune congenita del femore. *Policlinico*, avril 1894.

— Zur Lorenschen methode der unblutige Behandlung der angeborenen Hüftluxation. *Wiener klinische Wochenscrhrift*, 1896, p. 33.

— Della lussazione iliaca commune congenita del femore e della sua cura razionale incruenta. *Archivio di ortopedia*, 1896, 5, 6.

— Sur le traitement non sanglant de la luxation congénitale du fémur. *Revue d'orthopédie*, 1896, 6.

— Observations sur la méthode récente publiée par Lorenz pour le traitement non sanglant de la luxation congénitale du fémur. *Revue d'orthopédie*, 1896.

PALLETTA. — De claudicatione congenita. Lugd. Batav., 1877.

PANZERI. — Uber die Behandlung der Kongenitalen Hüftluxation. *J. d'Orthopédie*, Milan, 1892.

PANZERI ET BINDA. — Duecentotrenta riduzioni incruente di lussazioni congenite dei femori e resultati delle pume. *Bull. di Ass. san. Milanese*, 1900, II.

Paradies. — Unblutig eingerenkte angeborene Hüftverrenkung. *Friü Vereinigung der chirürgen*, Berlin, janv. 1900.

Parow. — Beitrag zur Therapie der Hüftgelenksluxationen. *Behrends Journal Jahrg.*, XIX, 1863.

Parry. — Two cases of bilateral congenital displacement of the hip in sisters. *Lancet London*, 1906, II.

Parsons. — Treatment of congenital dislocation of the Lorenz metod of manipulation cliniq. Reporter Saint-Louis, 1904, XVII.

Petersen. — Uber die unblutige. Reposition der angeborenen luxation der Hüfte. Verhandlungen der deutschen, Gesellschaft für chirurgie. *Deutsche zeitschift für Chirurgie*, I, p. 534.

Petit (A). — Sur la valeur de la réduction par le procédé non sanglant dans les luxations congénitales de la hanche. Thèse de Paris, 1902.

Phelps. — Congénital dislocation of the hip. American orthop. Association, Washington, 1891.

Phocas. — *Gazette des hôpitaux*, 1892, 19.

— Sur les manœuvres de Paci dans les luxations iliaques congénitales et acquises. *Revue d'orthopédie*, 1894, p. 264.

Piéchaud. — *Précis de chirurgie infantile*. Paris, 1900.

Pierre. — Procédé de la rotation interne immédiate. Congrès inter. de méd. Paris, 1900.

Pirojkoff. — Contribution à l'étude de la luxation congénitale de la hanche et du traitement par la méthode de Paci. Genève, 1899.

Poggi. — Contributo alla cura della lussazione congenita coxofemorale unilaterale. *Archivio di orthopedia*. Milano, 1890, p. 105.

Polliqt. — Luxation congénitale de la hanche. Étude radiographique et anatomique des résultats obtenus par le traitement non sanglant. Thèse de Lyon, 1903.

Porto. — Des luxations congénitales de la hanche, envisagées plus spécialement au point de vue thérapeutique. Thèse de Paris, 1887.

Potocki. — Luxation congénitale de la hanche gauche chez un nouveau-né. *Revue d'orthopédie.* Paris, 1905, VI.

Post. — Congenital dislocation of the hip. *Boston med. and surg. J.*, 1883.

Pravaz. — Mémoire sur le diagnostic et le traitement des luxations congénitales du fémur. *Bull de l'Acad.*, 1841, VII.

— Traitement théorique et pratique des luxations congénitales du fémur; Paris, 1847.

— Curabilité des luxations congénitales du fémur. *Gaz. heb.*, 1864, IX.

— Un cas de luxation congénitale du fémur. *Union médicale*, 1869.

— Considérations sur l'étiologie des luxations congénitales du fémur *Lyon méd.*, mars 1881.

Pravaz, Humbert et Bouvier. — *Bulletin de l'Acad. royale de méd.*, III, p. 4088.

Reclus. — Les luxations paralytiques du fémur. *Rev. mens. de méd. et de chir.*, 1873, p. 176.

— *Gazette hebdomadaire*, 1884, p. 238.

Reclus et Forgues. — Traitement des luxations congénitales. *Gaz. hebd.*, 1890, XI.

Redard. — Rotation interne ou externe forcée dans la réduction non sanglante. Cong. assoc. franç. chirurgie, octobre 1897.

— Sur une nouvelle méthode du traitement des luxations congénitales de la hanche. *Revue mensuelle des maladies de l'enfance.* Paris, 1890, p. 503. *Gazette médico-chirurgicale de Toulouse*, 1891, p. 107. Communication au XIIIᵉ Congrès français de chirurgie. Paris, 1899, p. 739.

— Traitement de la luxation congénitale de la hanche par la méthode non sanglante. Congrès international de médecine, Paris, 1900. Section de chirurgie infant., p. 41.

— De la radiographie, principalement de la radiographie stéréoscopique dans l'étude des luxations congénitales de la hanche. *Annales de médecine et de chirurgie infantiles*, Paris, 1900, p. 670. *Annales de chirurgie et d'orthopédie*, Paris, 1900, p. 268.

Redard. — Die Endresultate der unblutigen Behandlung der angeborenen Hüftluxation Ubersetzt von D<sup>r</sup> Simon. *Zeitschrift für orthopædische Chirurgie*, X. Bd. I.

— Traitement de la luxation congénitale de la hanche par la méthode non sanglante. *Annales de méd. et de chirur. infantiles*. Paris, 1900, p. 887.

— Reposition of the congenitally-dislocated-hip. *Medical News*. New-York, 1901.

— Résultats éloignés de la cure des luxations congénitales de la hanche par la méthode non sanglante. XIV° Congrès français de chirurgie, 1901, p. 348.

— *Annales de médecine et de chirurgie infantiles*, juin 1903, p. 370.

— *Traité pratique de chirurgie orthopédique*, 2° édition 1903, p. 513.

— Sur quelques points de technique de la réduction de la luxation congénitale de la hanche. XVIII° Congrès français de chirurgie. Paris, 1905. *Annales de clinique et d'orthopédie*. Paris, 1905, XVII. *Gazette des maladies infantiles*, Paris, 1906, VIII.

— XV° Congrès international de Lisbonne. Du traitement de la luxation congénitale de la hanche. Importance de la technique. Statistique, avril 1906.

— *Précis de technique orthopédique* (De Rudeval, ed.), 1907, page 367 à page 374.

Redard et Laran. — Atlas de radiographie, 1900.

Reeves. — The treatment of congenital hip displacement, with special reference to the ambulatory method. *The Lancet*, 1901, vol. 23.

Regnoli. — Nuovo contributo alla cura razionale ortopedica per la lussazione commune congenita del femore col metodo del Prof. Paci. *Archivio di Ortopedia*, 1891, 5.

Reiner. — Beitræge zur Therapie der kongenitalen Hüftverrenkung. *Zentralblatt für chir.*, Leipzig, 1904, XXXI.

Ricard. — Traitement de la luxation congénitale de la hanche.

Bull. et Mém. de la Société de chirurgie, 1889, III.

RIDLON. — Case of congenital dislocation of the hip. New-York medical Record, 1889, XI.

— Fixation and traction in the treatment of hip disease. New-York medical Journal, 1890, II.

— Report of case of congenital dislocation of the hip. Transact. of the american orthopedic Association, Philadelphia, II, Bd.

— A consideration of the ultimate results of the bloodless resplacements of congenitaly dislocated hips. Cincinnati Lancet clin., 1904, 52.

RINNE. — Uber die Behandlung der angeborenen Hüftluxation. Korrespondenzblatt für Ærzte, Stralsund, 1887, 24.

ROCHER. — Luxation congénitale de la hanche. Journal de médecine de Bordeaux, 1904, 885, 1905, XXXV.

ROSER. — Zur Pathologie und Therapie der angeborenen Hüftverrenkung. Deutsche med. Wochenschrift, 1897, 4.

SCHEDE. — Die angeborenen Luxation des Hüftgelenks. Fortschritte auf dem Gebiete der Rœtgenstrahlen Ergænzungsheft, III.

— Uber die « nicht operative » Behandlung der angeborenen Luxation des Hüftgelenks. Congrès allemand de chirurgie, 1894. 1895 et 1896.

— Uber die unblutige Reposition der angeborenen Hüftluxation. Versammlung deutscher Naturforscher und Ærzte zu Frankfurt a. M. 1896.

— Demonstration von apparaten zur Retention des reponierten Schenkelkopfes bei angeborener Luxation des Hüftgelenks. Zeitschrift für orthop. chir. XI. Bd. XV.

— Communication au XVIIIe Congrès allemand de chirurgie, avril 1899.

— Die angeborene Luxation des Hüftgelenks. Hambourg, 1900.

SCHLESINGER. — Beitrag zur Technik der Lorenzschen Reposition der kongenitalen Hüftgelenksluxation. Münchener med. Wochenschrift, 1901, 12.

SCHULTZE. — Zur Behandlung der Kongenitalen Hüftluxation.

*Zeitschrift für orthopædische Chirurgie*, XII Bd.

Senger. — Vorschlag zu einer. Modifikation des Lorenschen Verfahrens der unblutigen Hüftgelenkseinrenkung bei ælteren Kindern. *Berliner Klin. Wochenschrift*, 1897.

Shermann. — Congenital dislocation of the hip. Congrès américain de chirurgie, 1897.

— Questions in the treatment of congenital dislocation of the hip. *Journal of the american association*, 1898.

— Preliminary report of the treatment of congenital dislocation of the hip by operative and manipulative methods. Medical Society of the State of California, 1898.

— An argument concerning the method of treatment of congenital dislocation of the hip. *Ann. J. orthop. surg.* Philadelphie, 1904, 1905.

Stimson. — Fives cases of dislocation of the hip. *New-York medical journal*, 1889.

Tancsh. — Die moderne Behandlung der Kongenitalen Hüftluxation mittels der unblutig meschanischen Behandlung nach Lorenz. *Münch. med. Wochenschrift*, 1897.

Trénel. — Du traitement non sanglant de la luxation congénitale de la hanche. Thèse de Lyon, 1903.

Tubby. — The treatment of congenital displacement of the hip· *British med Journ.* London, 1896, II.

Vrau et Cathala. — Examen anatomique d'une pièce de luxation congénitale de la hanche réduite par la méthode de Lorenz. *Archives de médecine des enfants*, janvier 1902.

Venot. — Société de médecine et de chirurgie de Bordeaux, 18 novembre 1898.

Villemin. — Luxation congénitale de la hanche. *Gazette des maladies infantiles*, août 1899.

Vogel. — Zur Pathologie und Therapie der Luxatio coxæ congenita. *Deutsche Zeitschrift für Chirurgie*, 71. Bd. 3. 4.

— Ein Hilfsmittel zur Nachbehandlung der unblutig reponierten Luxatio coxæ congenita. *Zeitschrift für orthopædische Chirurgie*, VI, 1.

Vogel.—Zur OEtiologie und pathologischen anatomie der Luxatio coxæ congenita. *Zeitschrift für orthop. Chir.* Stuttgart, 1905, XIV.

Walther. — Uber subluxation bei der angeborenen Hüftverrenkung. *Müncher med. Wochenschrift*, 1902, 14.

Weigel. — The Lorenz method of reducing congenital dislocations of the hip.

— Report of a case congenital dislocation of the hip associated with spastic paralysis.

Wharton. — Congenital dislocation of the hip-joint. *Med. Reports*, Philadelphia, 1886.

Whitmann. — The treatment of congenital dislocation of the hip. *Med. Record*, 12 septembre 1896.

— Preliminary observations on the treament of congenital dislocation of the hip by the Lorenz method of forcible correction with the report of a successful cas Pediatrics. Vol. V, 1898.

— Further observations on the treatment of congenital dislocation of the hip. *The medical News*, 1899, 15.

V. Winiwarter. — Du traitement de la luxation congénitale de la hanche par la méthode de Paci. *Journal de clinique et de thérapeutique infantiles*. Paris, 1897, 19.

Wirt. — Congenital dislocation of the hip. *Cleveland medical Gazette*, mai 1891.

Wolff. — A propos du traitement de la luxation congénitale de la hanche. Société de Médecine de Berlin. (Analyse in *Semaine médicale*, 23 et 30 novembre 1898.)

— Uber die unblutige Einrenkung der angeborenen Hüftgelenksverrenkung. *Berliner Klinischen Wochenschrift*, 1899, p. 381, 414, 468.

— Traitement non sanglant de la luxation congénitale de la hanche par la méthode de Lorenz. Réunion des chirurgiens de Berlin. (Analyse in *Tribune médicale* 1899, n° 1.)

— Verhandlung d. Berlin, Gesellschaft, 1900, p. 124.

Wollenberg. — Uber die Kombination der angeborenen Hüftgelenksverrenkung mit anderen angeborenen deformitaten. *Zetschrift für orthop. Chir.*, Stuttgart. 1905-1906, XV, p. 118-150.

Wymann. — The treatment of congenital dislocations of the hip as discussed and pratised in London, *Medical age* décembre 1901.

Zenker. —Beitrag zur Lorenzschen unblutigen Einrenkung der angeborenen Hüftluxation.*Münchener med. Wochenschrift*, 1897, 4.

— Uber inkomplete angeborene Hüftluxationen. Fortschritte auf dem gebiete der Rœntgenstrahlen. Bd. I.

Zentler.— Traitement orthopédique de la luxation congénitale de la hanche. *Rev. méd. cirurg. do Brazil*, Rio de Janeiro, 1905, XIII.